伤口造口失禁
常见皮肤问题护理方案

NURSING PLAN FOR
COMMON SKIN PROBLEMS IN
WOUND, OSTOMY, INCONTINENCE

主 编

彭 飞 席淑华 钱小洁
黄 歆 杜锦霞 俞荷花

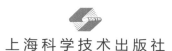

上海科学技术出版社

图书在版编目（CIP）数据

伤口造口失禁常见皮肤问题护理方案 / 彭飞等主编
. -- 上海 ：上海科学技术出版社，2023.4
ISBN 978-7-5478-6059-5

Ⅰ．①伤… Ⅱ．①彭… Ⅲ．①皮肤病－护理 Ⅳ.
①R473.75

中国国家版本馆CIP数据核字(2023)第021375号

伤口造口失禁常见皮肤问题护理方案

主编　彭　飞　席淑华　钱小洁　黄　歆　杜锦霞　俞荷花

上海世纪出版(集团)有限公司
上海科学技术出版社　出版、发行
(上海市闵行区号景路 159 弄 A 座 9F - 10F)
邮政编码 201101　　www.sstp.cn
山东韵杰文化科技有限公司印刷
开本 710×1000　1/16　印张 13.75
字数：200 千字
2023 年 4 月第 1 版　2023 年 4 月第 1 次印刷
ISBN 978 - 7 - 5478 - 6059 - 5/R·2695
定价：100.00 元

内容提要

　　本书结合流程图和表格，阐述了伤口、造口、失禁常见皮肤问题的护理方案，包括压力性损伤、糖尿病足、静脉性溃疡、动脉性溃疡、生活伤口、造口周围皮肤并发症、失禁相关性皮炎等。每种皮肤问题从概述、评估方法、护理方案及健康教育等方面进行阐述。同时，针对疑难问题，书中还附经典案例并进行分析，有助于提升临床护理思维。

　　本书从读者的角度及需求出发，图表丰富、文字凝练，可帮助临床护理人员有针对性地对伤口、造口、失禁的常见皮肤问题进行精准施护，值得各级护士参考学习。

编者名单

主　编

彭　飞　席淑华　钱小洁
黄　歆　杜锦霞　俞荷花

副主编

万昌丽　沈谢冬　王　芳　周燕燕

编　者

（按姓氏笔画排序）

万昌丽　王　伟　王　芳　王　瑾　杜锦霞　李　冬
李阳洋　沈谢冬　宋杏花　张　玲　张　婷　张丽华
张启颖　陈　奕　陈　瑶　周　洁　周桂花　周燕燕
赵艳丽　俞荷花　施丽娇　钱小洁　高亚婷　席淑华
黄　歆　梁丽华　彭　飞　蒋卓娟　傅海霞　曾满琴

前 言

随着我国人口老龄化程度的加重和慢性病患者数量的不断增加,患者常常会发生各种临床皮肤问题,如压力性损伤、造口并发症、失禁性皮炎、糖尿病足等。这些皮肤问题具有易发性、难治性、医疗成本高、影响患者的治疗效果等特点。轻者局部迁延不愈形成慢性创面,延长住院时间,增加住院费用,患者生活质量下降;重者因感染引发全身败血症、骨髓炎等并发症,甚至危及生命。

本书介绍了伤口、造口、失禁常见皮肤问题的护理,每个问题的护理均从概述、评估方法、皮肤问题的分期或分级、护理方案及健康教育等方面进行详细阐述。在护理方案板块,书中采用了流程图的形式分步骤介绍护理处置程序,并配合护理用品讲解,可帮助读者准确评估伤口类型、快速掌握换药流程、精准使用敷料用品。

本书注重新指南、新专家共识、新技术、新方法的介绍,文字简明、图文并茂、通俗易懂,可为广大护理人员及照护者提供实用性强、操作性强的指导。

由于编者水平有限,书中难免有不成熟和疏漏之处,恳请读者批评指正。

编 者
2023 年 1 月

目　录

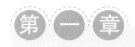

伤口护理方案

第一节

伤口基础知识

一、伤口的定义

伤口（wound）是广义的概念，覆盖在人体表面的组织连续性遭到破坏，就形成了伤口。伤口在创伤和组织修复与再生领域中也被称为"创面"，是指正常皮肤组织在致伤因子（如外科手术、外力、热、电流、化学物质、低温等）作用以及机体内在因素（如局部血流供应障碍等）作用下导致的损害。在常伴有皮肤完整性的破坏以及一定量正常组织丢失的同时，皮肤的正常功能受损。伤口愈合过程指"创面修复"，是指由于各种因素造成皮肤组织缺损后，通过自身组织的再生、修复、重建或人为进行干预治疗，从而达到伤口愈合目的的一系列过程。

二、伤口的分类

（一）按伤口愈合的时间分类

按伤口愈合的时间分为急性伤口、慢性伤口。关于急性伤口和慢性伤口的时间界定目前尚没有统一的标准。急性伤口（acute wound）是指愈合过程符合经典的创伤修复过程的伤口。伤口的愈合遵循一定的顺序，包括炎症阶段、增生阶段、上皮阶段和重塑阶段。各个阶段相互重叠，愈合起于止血阶段。

慢性伤口(chronic wound)是指在各种内在或外界因素影响下,无法通过正常、有序、及时的修复过程达到解剖和功能上完整状态的伤口。临床上多指各种原因形成的接受超过1个月的治疗未愈合、也无愈合倾向的伤口。

1. **急性伤口**　主要包括手术切口、创伤后的清洁伤口、Ⅱ度烧烫伤伤口等。若急性伤口处理得当,修复多以原来的细胞为主,修复过程快,恢复后结构与功能良好。但若急性伤口处理不当或进一步受损,可能会导致伤口感染或裂开,最终可能为瘢痕愈合,或导致伤口愈合时间延长转变为慢性伤口。

2. **慢性伤口**　主要包括糖尿病足、血管性溃疡、压力性损伤、急性伤口感染或迁延不愈等。慢性伤口的主要特征是伤口愈合时间延长,往往合并感染,增加了患者的痛苦及社会的医疗负担。

(二)按伤口清洁情况分类

1. **清洁伤口**　用"Ⅰ"类表示,指无菌切口。

2. **可能污染伤口**　用"Ⅱ"类表示,指手术时可能带有污染的切口,如胃大部切除术形成的伤口。

3. **污染伤口**　用"Ⅲ"类表示,指邻近感染区域或组织直接暴露于污染或感染物的切口。如阑尾穿孔行阑尾切除术后的手术伤口、肠梗阻坏死的手术切口等。

4. **感染伤口**　微生物生长在伤口上伴有组织反应,已发生感染的伤口,化脓性疾病的引流性手术切口和手术切口感染等。

(三)按愈合类型分类

1. **一期愈合**　也称线性愈合或表皮更替愈合,手术缝合切口呈线性愈合的方式和部分皮层损伤伤口呈表皮更替的愈合方式均为一期愈合。此类伤口愈合一般不遗留有瘢痕,可能有少量色素,愈合时间一般在5~12天。

2. **二期愈合**　也称瘢痕愈合,切口感染或裂开、全层损伤伤口多以此种方式愈合,其组织缺损由大量肉芽组织填充,最后由上皮细胞覆盖,常遗留有瘢痕,易有瘢痕增生出现。一般愈合时间≥25天。

3. **三期愈合**　也称为延期愈合。当伤口污染严重成感染性伤口,不宜手术缝合时,先对伤口进行清洗、清创、抗感染引流,待伤口组织新鲜红润或感染控制后再进行手术缝合。

(四)按伤口基底部的颜色分类

1988年,*American Journal of Nursing* 编者 Cuzzell 和 Blanco 从欧洲引进了伤口 RYB 分类法。将二期或延期愈合的开放伤口分为黑色伤口、黄色伤口、红色伤口、混合型伤口（表1-1-1）。

表1-1-1　伤口颜色分类

分类	定义	实图
黑色伤口	伤口内有坏死组织，软或硬的结痂，伤口无愈合倾向	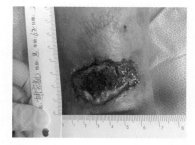
黄色伤口	伤口内有腐肉、渗出液或感染，伤口暂无愈合倾向	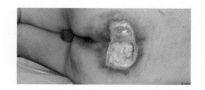
红色伤口	伤口内有健康的肉芽组织，常见于干净或正在愈合的伤口	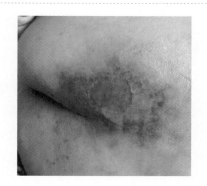
混合型伤口	伤口内有不同颜色的组织，常以百分比来描述各颜色组织所占的比例（按25%、50%、75%、100%描述）	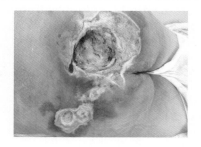

（五）其他伤口类型

按受伤原因分为癌性伤口、药物外渗性伤口以及电击/触电性伤口、电疗引起的伤口、化学物品引起的伤口、温度引起的伤口（冻伤或烧伤）、动静脉血管功能障碍导致的伤口等。

1. 癌性伤口 癌性伤口是因上皮组织完整性被恶性癌性细胞破坏并日趋严重，促使肿瘤浸润上皮细胞及周围淋巴、血管、组织时，造成皮肤溃疡，产生蕈状物，若持续进行而导致组织坏死时即称为恶性肿瘤蕈状物伤口。

2. 药物外渗性伤口 化学药物外渗后损伤皮肤组织，注射部位常有尖锐的刺痛或烧灼感且肿胀，严重者出现皮肤溃疡、组织坏死。化疗药物外渗损伤早期为化学炎症反应，并发感染时疼痛加重，体温升高，可有白细胞计数升高，渗液常见黄色黏稠液体，或其他典型临床感染表现。按照损伤程度分为三级：1级为皮肤红斑、瘙痒；2级为疼痛或肿胀，伴炎症或静脉炎；3级较严重，溃疡会坏死，需要手术治疗。

三、伤口愈合的基本过程

伤口愈合分为三个阶段，即炎症期、增生期、重塑期。愈合过程是各种组织的再生和肉芽组织的增生、瘢痕形成的复杂组合，各阶段既连续发生，又相互交错，相互影响。

（一）炎症期

炎症期在组织受伤后立刻开始，一般持续3～6天。在此期主要参与的细胞有血小板、中性粒细胞、巨噬细胞，表现为凝血、缺血、炎症细胞趋化，渗出至局部伤口，巨噬细胞吞噬坏死的细胞碎片，中性粒细胞吞噬细菌并释放蛋白水解酶以清除细胞外基质中受损和失活的成分，是一连串的细胞性与血管性的反应，主要为止血过程和炎症反应。急性伤口表现为红、肿、热、痛，慢性伤口可表现为伤口床覆盖黑色或黄色坏死组织。

（二）增生期

增生期约在创伤后48小时开始，持续2～3周。主要参与的细胞为巨噬细胞、成纤维细胞，细胞活动现象表现为肉芽组织出现、伤口填补缩合、上皮细胞再生。此期的特征是血管和肉芽形成并开始上皮化。伤口特征为鲜红色，伤口缩小，上皮增生覆盖。

（三）修复期或重塑期

重塑期大约在受伤后第8天开始，代表着伤口愈合的最后阶段，一般平均

1～2年。此时期伤口中的特殊细胞作用于肌弹性纤维使之收缩,从伤口边缘内部拉紧伤口边缘使伤口缩小,肉芽组织所含血管和水分减少,逐步变硬形成瘢痕,瘢痕持续修复、变软、变平和强度增加。上皮从伤口边缘开始,通过有丝分裂和细胞移行形成新生上皮细胞覆盖伤口,使伤口缩小,肉芽组织逐步变硬形成瘢痕组织,标志着伤口愈合过程完成(图1-1-1)。

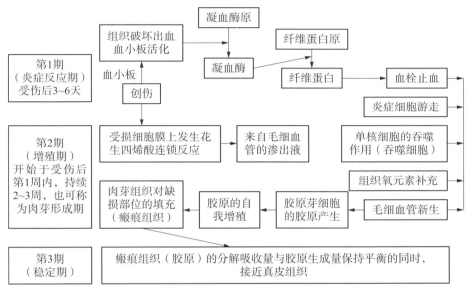

图1-1-1 伤口愈合的病理生理过程

四、伤口评估

在处理任何伤口前,必须对患者进行全面且客观地评估,以判断伤口的严重程度及预后,并为实施有效的干预提供依据。伤口评估是一个动态的过程,便于不断调整处理方案。

(一) 全身评估

对患者进行全身评估有助于判断影响伤口愈合的全身因素,进而有针对性地采取有效的治疗措施。全身评估包括以下内容。

1. 营养状况 营养不良时伤口感染和延迟愈合的风险会增加。

2. 年龄 老年人细胞活性广泛降低,组织再生能力衰退而致伤口愈合延迟,愈合质量下降。

3. 代谢性疾病

（1）糖尿病：血管病变导致供血不足使组织坏死；周围神经病变导致足部感觉不灵敏或麻痹；血糖过高导致伤口愈合初期的炎症反应受损，白细胞作用失常。胶原蛋白合成的受阻及血液循环不良，增加伤口感染的机会。

（2）肾功能衰竭：影响了全身废物和毒素的排泄、血压的调节、水及电解质的平衡及凝血的功能，导致伤口感染机会增加，伤口愈合速度减慢。

4. 免疫状态　免疫力降低时，白细胞数目减少，蛋白质摄取受损，延迟了伤口的愈合。

5. 药物　药物对伤口愈合有直接的负面效应，根据不同药物对凝血、炎症过程和增生的抑制作用，肉芽和瘢痕的形成尤受影响，伤口的抗撕拉能力会比预期低。类固醇的抗炎作用，使伤口愈合的炎症期被抑制，且使血中的锌量减少，致使伤口愈合的每一过程都受阻。化疗药物减少了骨髓中的细胞成分，使炎性细胞和血小板数量降低，相关生长因子不足，延迟了伤口的正常愈合。

6. 血管功能

（1）动脉功能不全：由于局部动脉功能不全，造成局部组织没有血流供应缺血而致缺氧，使局部组织溃疡。

（2）静脉功能不全：由于静脉瓣关闭不全使下肢血液回流受阻，下肢静脉压力升高，导致脚踝部分的表层静脉血管受压而产生水肿；同时因为静脉压力的上升，使纤维蛋白原由血管内渗出至局部组织，形成纤维蛋白环层，阻挡了组织中氧气的输送、营养的交换及废物的排泄。

7. 神经系统障碍　感觉受损的患者对刺激没有反应，无法自卫性地保护伤口；活动受损的患者血流速度减慢，甚至出现肢体肿胀，导致伤口愈合速度减慢；大小便失禁的患者易形成尿路感染或皮肤溃烂而影响伤口愈合。

8. 凝血功能　血友病血小板减少、接受抗凝剂治疗等患者由于凝血功能障碍，伤口出血时间过长而影响伤口的愈合。

9. 心理状态　心理反应过于强烈或担忧、焦虑、恐惧、悲观等负性心理明显时，会抑制机体的免疫功能。

（二）局部评估

评估内容包括伤口类型、伤口床、伤口边缘和伤口周围皮肤，感染和疼痛。

1. 伤口类型　以愈合时间分为急性伤口、慢性伤口；以致伤因素分为受物理因素伤害的伤口、化学物品引起的伤口、温度引起的伤口、血管病变导致的伤口；以组织受损程度分为部分皮层损伤和全皮层损伤的伤口。

2. **伤口床**　主要在于查找肉芽组织迹象，同时清除死亡或失活组织，控制渗出液程度和减少伤口中的生物负载。评估内容包括：伤口的部位、组织类型、大小、深度、潜行、渗液的评估。

（1）伤口部位：准确描述伤口的部位能为确定伤口的病因提供线索。如压力性损伤常发生在骶尾部，静脉性溃疡常发生在"足靴区"，缺血性溃疡好发于肢体末端，糖尿病足常发生在足底部。有些部位的伤口要考虑可能出现的护理问题，如骶尾、臀部的敷料容易被污染，且不易固定；四肢的伤口在包扎时要考虑到功能位等；特殊部位清创要注意保护血管、肌腱、神经等，防止损伤。

（2）伤口的组织类型：采用组织颜色分类的方法分为红、黄、黑及混合型。

（3）伤口大小的测量：伤口大小的测量有两种方法：①用厘米制的尺测量，沿人体长轴测出伤口最长处为伤口的长，身体横轴测出伤口最宽处为伤口的宽；描述为长×宽，例如伤口的面积为 3 cm×5 cm（图 1-1-2）。②以伤口本身最长处为伤口的长，以垂直该长轴方向最宽处为伤口的宽（图 1-1-3）。在测量时，要注意即使伤口外形有了明显的改变，测量的位置与方向也不可以改变。

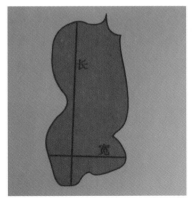
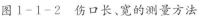
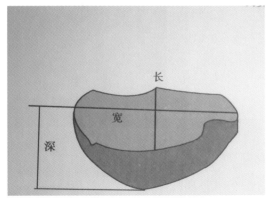

图 1-1-2　伤口长、宽的测量方法　　图 1-1-3　伤口长、宽、深的测量方法

（4）伤口深度的测量：对于存在瘘管、窦道的伤口，用探针垂直放入伤口最深处，去掉皮肤外面的部分后放在厘米尺上测量。描达述为长×宽×深度，例如 3 cm×5 cm×3 cm（图 1-1-4、图 1-1-5）。

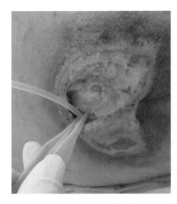 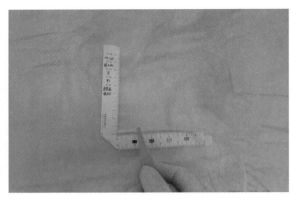

图 1-1-4　伤口深度的测量　　　　图 1-1-5　伤口深度的测量

（5）潜行的测量：潜行是指伤口边缘下无法用肉眼看到的深部组织坏死。用棉棒或探针沿伤口四周逐一测量。测量时从伤口边缘直接放至伤口最深处，去掉皮肤外面的部分后放在厘米尺上测量。记录时以时针方向来描述。例如 4～5 点间潜行 3 cm（图 1-1-6）。

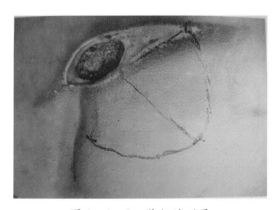

图 1-1-6　潜行的测量

（6）伤口的渗液：渗液是指由血管中渗透出来的液体及细胞留在组织或伤口床中。渗液的评估包括渗液量、性状及气味的评估。①渗液量：伤口的渗液量受诸多因素影响，现在应用较为广泛的是 WUWHS 评估方法（表 1-1-2），2013 年发布的《中国压力性损伤护理指导意见》已将其列入伤口评估表中。②渗液颜色及性状：渗出液有清澈的、血性的、绿黄脓或褐色、有臭味等（表 1-1-3，表 1-1-4）。③气味：伤口有细菌生长或坏死组织感染时会产生恶臭味,除去密闭性敷料时也会有气味。渗液气味可按照以下评分进行评估,得分越低,说明气味异常越严重,提示存在感染或坏死组织(表 1-1-5)。

表 1-1-2　WUWHS 伤口潮湿程度评估法的描述及含义

状态	含义
干涸	伤口床干燥,无可见的水分;首层敷料未见痕迹,敷料可贴于伤口表面,例如某些缺血性伤口
湿润	去除敷料后可见少量液体;首层敷料有明显痕迹;敷料更换频率适合于所用敷料类型。此状态往往是渗液管理的目标
潮湿	去除敷料后可见少量液体;首层敷料有明显痕迹,但尚未渗透;敷料更换频率适合于所用敷料类型
饱和	首层敷料潮湿并已渗透;如不更换敷料种类,换药间隔需缩短
渗漏	敷料饱和,渗液已从首层以及二层敷料溢出,沾湿衣物;如不更换敷料种类,换药间隔需大幅度缩短

表 1-1-3　渗液颜色的意义

特征	可能的原因
清澈	正常、纤维溶解酶的细菌感染、尿瘘、淋巴液漏
浑浊、黏稠	炎症反应或感染
粉红或红色	毛细血管损伤
绿色	细菌感染
黄色或褐色	伤口出现腐肉或肠瘘
灰色和蓝色	与使用含银敷料有关

表 1-1-4　渗液黏稠度的意义

特征	可能的原因
高黏稠度	感染或炎症含有大量蛋白质 有坏死物质 肠瘘 敷料残留
低黏稠度	静脉疾病或心脏病导致蛋白质含量低 泌尿道、淋巴系统、关节腔漏

表 1-1-5　渗液气味分级

渗液气味分级	得分
一进屋/病房/诊室就能闻到	0 分
进入屋内能闻到	1 分
与患者一个手臂距离能闻到	2 分
敷料存在时可闻到	3 分
移除敷料后可闻到	4 分
无气味	5 分

3. **伤口边缘及周围皮肤**　观察伤口边缘的颜色、厚度、内卷、潜行情况,伤口边缘若出现内卷或与基底分离则提示伤口停止生长或发生变化,应查找相关因素。

观察伤口周围皮肤颜色、完整性,注意有无红斑、瘀斑、色素沉着、糜烂浸渍、水肿等。伤口干燥时,伤口边缘的上皮化和再修复就会迟缓,伤口边缘就会出现坏死组织和结痂。渗液过多而导致伤口边缘浸渍、发白时,上皮化过程也会受阻。肉芽过度增生时、伤口菌群失调时,伤口边缘会变钝、内卷,需要去除诱发因素。

4. **伤口感染**

(1) 局部评估:局部的伤口评估方法,可归纳为"一嗅二视三触四量五摄"。

1) 一嗅:距离伤口 10 cm 处辨别伤口散发的气味,如恶臭味明显,考虑存在厌氧菌感染。

2) 二视:观察伤口床的颜色、渗液量及性质、伤口周围组织皮肤情况。如金黄色葡萄球菌感染多表现为黄色、无臭脓液,但有腥味。大肠埃希菌感染多表现为黄绿色、黏滞、稠厚、有臭味脓液。铜绿假单胞菌感染多表现为淡绿色脓液,稍稀薄,带有特殊的甜臭味。厌氧菌感染多表现为暗红色脓液,伤口内有气泡冒出,有大量坏死组织,带有腐败或恶臭味。

3) 三触:触摸伤口周围组织有无血肿、硬块、疼痛等。

4) 四量:使用伤口尺测量伤口的面积或体积,探测伤口有无潜行、窦道或瘘管。

5) 五摄:选择像素较高的数码相机,调节至微距,关闭闪光灯,在同一部位、同一角度、同一距离拍摄伤口图片,作为治疗前后效果比较的依据。

（2）全身评估：高龄、糖尿病、免疫系统疾病、血液系统疾病患者均会出现伤口愈合延迟，患肢血液循环障碍、服用激素及免疫制剂等也会增加感染的风险。

（3）微生物测定

1）创面细菌培养最常用伤口表面拭子法，采样后在定量液体培养基中振荡一定时间进行稀释，再接种到营养琼脂培养基表面，孵育后计数并鉴定菌落，用每平方厘米的细菌数表示。但此项技术只能显示表层定植的微生物，不能反映深部组织感染。

2）组织活检术是目前的金标准，可以定量细菌以及观察细菌入侵情况，优于创面细菌培养。常用的方法有组织定量培养和快速切片法。①组织定量培养：对切取的伤口组织进行称重，置于有已知体积稀释液的灭菌组织研磨器中，通过研磨释放微生物，再将匀浆稀释液定量接种到营养琼脂培养基表面，用每克组织的细菌数表示。②快速切片法：用定量革兰染色技术来测定伤口细菌量。即取已知量的活组织，匀浆制成显微镜涂片，通过显微镜评价，估算每个视野平均菌落形成单位数，说明每克组织菌量$>10^5$个。

5. 疼痛　患者对疼痛的反应，可抑制自体免疫系统的活动，间接阻碍伤口愈合。疼痛作为一种主观感觉，要客观判定疼痛的轻重程度比较困难。目前常用方法如下。

（1）口述言词评分法：一般将疼痛分为四级：无痛、轻微疼痛、中度疼痛、剧烈疼痛，每级一分。

（2）视觉模拟评分法：在纸上画一条线，长度10 cm，两端分别标有"0"和"10"字样，"0"端代表无痛，"10"端代表剧烈疼痛，让患者根据感觉疼痛的程度，在直线上标出相应的位置。

五、伤口护理发展史

最早有关伤口的治疗记录来源于古代幼发拉底河苏美尔人在黏土平板上和古埃及人在莎草纸上所做的记载。远古时代，印加人用蔬菜和鸟蛋涂抹在伤口，继而覆盖羽毛或兽皮；古埃及人用腐烂的面包敷在小切口上，用浸软的木条覆盖在较大的伤口；古巴比伦人用一些简单的外科学方法来处理伤口；古希腊人将无机盐与植物混合在一起做成膏剂涂抹在伤口上，并用能吸收渗出液的敷料来覆盖伤口。

公元前2000年，古埃及人提出切开排脓。Ebers提出用羊粪、生肉、热油烫熟的青蛙皮来治疗烧伤和咬伤，这被认为是开放生物学敷料的首次应用。

公元前460年—公元前377年，希腊人已有伤口需要清洁及干燥的概念。

春秋战国时期，中医外科学逐步形成，代表作有《黄帝内经》《五十二病方》中提到童子尿、酒能治伤止血，还记载了创伤、冻疮、肿瘤等多种疾病及其处理方法。

公元前25年—公元前50年，罗马人首先描述了伤口的急性炎症反应，包括红、肿、热、痛，此描述一直沿用至今。

129—200年，一位希腊医生Galen发现严重及广泛性感染会导致全身脓毒症甚至死亡，但他认为，如果身体反应及时，可将脓液局部化，故提出脓液产生是伤口愈合的必经过程。Galen的影响深远，很多跟随者用不同方法，例如：用尿液、白鸽粪便等来处理伤口，以促进脓液形成。

18世纪以前，古人多就地取材，选用大自然物品，如泥土、茶叶、羽毛、蜂蜜、树叶等作为伤口的敷料，促进愈合。

18世纪，Pasteur发现微生物的存在，继而发现微生物使伤口感染的原因并验证用高温方法消灭微生物，Galen的理论才被推翻。至此消毒溶液开始问世，用以清洗伤口及做手术前皮肤消毒，其后抗生素的发明更大量减少了伤口感染的机会。

18世纪之后，人们都在干性愈合的理论下进行伤口护理并一直沿用至20世纪。

20世纪后，1958年，Odland首先发现：水疱完整的伤口比水疱破溃的伤口愈合速度明显加快。

1962年，英国G. Winter博士在动物实验中证实，在湿性环境下，伤口愈合速度是干性环境的1倍，首次提出了湿性愈合的理论。发表在 Nature 杂志上。

1963年，Hinman首次在人体伤口处理中得出同样的结论，这些重要发现标志着伤口湿性愈合理论的诞生。

1970年，法国军医Pierre Joseph Desault提出了清理战伤创缘的概念，即去除所有坏死组织，把此法命名为"清创术"。

1972年，Rovee教授通过人体试验再次证实了清洁、无结痂的湿润伤口，其上皮细胞移行、增生的速度比结痂伤口要快得多，由此，湿性疗法的观点开始逐渐被临床接受。

1981年，美国加州旧金山分校外科系的Knighton、Silver、Hunt等3人首次发现伤口的含氧量与血管增生的关系，在无大气氧存在时血管增生速度为大气氧存在时的 6 倍,新血管的增生随伤口大气氧含量降低而增加。提示使用密闭性敷料造成局部低氧张力有利于伤口愈合。

1988 年,在 Health Management Publications(现在更名为 HMP Communications)发动下,召开了第一年度的高级伤口护理论坛(Symposium on Advanced Wound Care,SAWC),成为了全球第一个发起伤口护理教育的组织。

1990 年,Turner 再次证实湿性环境能迅速缩小创面,增加肉芽组织,促进创面上皮化。

1991 年,英国成立了全球第一个伤口护理研究性的协会——伤口愈合研究协会(Wound Healing Research Unite,WHRU),推动了伤口护理的进一步发展。逐渐多个国家成立了国家伤口护理组织,以促进伤口护理教育。

20 世纪 90 年代,欧美相关文献报道迅速增多,湿性疗法逐渐被欧美医疗界接受并大量运用。

2000 年 8 月,美国食品药品管理局(Food and Drug Administration,FDA)在新颁布的行业指南中特别强调:保持创面湿润环境是标准的伤口处理方法。

在中国,由于进入人口老龄化社会,糖尿病足、下肢血管性溃疡等各种慢性伤口日益增多,随着医护人员对伤口湿性愈合理论的认识、新型敷料的使用、伤口专科护士的发展,伤口湿性愈合理论在国内逐渐被临床专科护士应用,国内伤口的护理方法也正在发生转变,但由于伤口干性愈合观念在人们的思想中已经根深蒂固,因此,伤口湿性愈合理论还不能被广泛应用到临床实践中。

(钱小洁　曾满琴)

第二节

压力性损伤护理方案

一、简述

压力性损伤(pressure injury,PI)被称作压力性溃疡、压疮,最初见于拉丁文"decub",翻译为"躺下",所以被错误地认为是由于长期卧床而导致的溃疡。文献最早可追溯到 19 世纪,即当患者足跟部、骶尾部的毛细血管承受压力大于 32 mmHg 超过 2 小时，便会引发皮肤坏死。常用的分级方法包括 Daniel's、Shea7S 法以及美国国家压力性损伤推荐小组（National Pressure Ulcer Advisory Panel，NPUAP）分级法等，目前在国际上较为通用的是 NPUAP 分级法。NPUAP 于 1989 年对压力性损伤进行了定义及分级，中间多次修订，于 2016 年正式更名为"压力性损伤"，重新定义为：骨隆突处的皮肤或软组织因受医疗或其他器械等压力的作用导致局部发生损伤。同时由阿拉伯数字替代罗马数字，进行重新分期，具体包括 1～4 期压力性损伤、不明确分期的压力性损伤以及深部组织压力性损伤，同时还强调了医疗器械相关性压力性损伤和粘膜压力性损伤。在美国住院患者中压力性损伤的发生率为 3%～6%，2007 年美国医疗服务及医疗救助服务中心（Centers for Medicare & Medicaid Services，CMS）报道当年有 257 412 例患者发生院内压力性损伤，每位患者在住院期间的平均费用为 43 180 美元；在荷兰，压力性损伤是排在癌症、心血管疾病之后的第三位耗费最多的疾病；我国住院患者压力性损伤现患率为 1.67%、获得性压力性损伤现患率为 0.68%；男性压力性损伤现患率为 1.19%、女性压力性损伤现患率 0.69%。大于 80 岁年龄段患者的压力性损伤现患率最高，达 5.33%。2009 年，美国国家压力性损伤咨询小组（National Pressure Injury Advisory Panel，NPIAP）和欧洲压力性损伤咨询小组（European Pressure Ulcer Advisory Panel，EPUAP）联合发布了第 1 份国际压力性损伤指南，之后在 NIPAP、EPUAP 和泛太平洋压力性损伤联合会（Pan Pacific Pressure Injury Alliance，PPPIA）的共同合作下，分别于 2014 年 10 月、2019 年 11 发布第 2 版、第 3 版国际压力性损伤指南《压疮/压力性损伤的预防和治疗：临床实践指南》，相关护理指南的发布对于提高压力性损伤预防和治疗的护理质量起到重要的作用。

二、评估方法

评估压力性损伤的危险因素的方法有很多，可以帮助医护人员有效地找出哪些患者处于发生压力性损伤的高度危险中，及时采取措施预防或者治疗。压力性损伤危险因素评估量表简便、易使用、无创，国内外许多医疗机构均已开展使用，其中 Braden 量表、Norton 量表、Waterlow 量表及 OH 评估量表是最常用的 4 种量表。此类量表简单易操作，通常包括 5～10 个项目，临床人员可根据每个项目内容进行评估以确定患者压力性损伤的发生风险。近年来，我国也出现了很多针对手术的压力性损伤风险评估量表，Munro 量表是 2016

年美国围手术期注册护士协会（Association of perioperative Registered Nurses，ARON）在全美推广使用的围手术期压力性损伤风险评估量表，评估表内容贯穿术前、术中、术后整个围手术期，根据分值判断患者在每个阶段的风险程度。它打破了我们原有的手术压力性损伤评估方式，即在手术患者术前评估压力性损伤风险的模式，开创了一种新的手术压力性损伤评估方式，对手术压力性损伤实行连续性跟踪观察，对手术压力性损伤各个阶段的预警和愈后有很好的指导作用。早期进行风险评估，制定防护计划，确认危险因素及防护优先级别。重视专业防护及治疗护理，采取行之有效的干预措施，避免压力性损伤的发生、发展。

（一）常见压力性损伤评估量表及评估指引

1. Braden 评估量表　Braden 评估表的评估内容包括感觉、潮湿、活动、移动、营养、摩擦力和剪切力六个部分，每项 1～4 分，总分 6～23 分，得分越低，发生压力性损伤的危险性越高。18 分是发生压力性损伤危险的临界值，15～18 分提示轻度危险，13～14 分提示中度危险，10～12 分提示高度危险，9 分以下提示极度危。Braden 评估表的修订版在国内使用较为广泛，对压力性损伤的高危人群具有较好的预测效果。Braden 评估表及其评估指引见表 1-2-1。

表 1-2-1　Braden 评估量表及评估指引

项目	评 分 标 准			
	完全受损 1 分	非常受损 2 分	轻微受损 3 分	无受损 4 分
感觉 （对压力导致的不适感觉的反应能力）	由于知觉减退或使用镇静剂而对疼痛刺激无反应；或大部分体表对疼痛感觉能力受损	仅对疼痛有反应，除了呻吟或烦躁外不能表达不适；或身体的 1/2 由于感觉障碍而限制了感觉疼痛或不适的能力	对言语指令有反应，但不是总能表达不适；需要翻身或 1～2 个肢体有感觉障碍，感觉疼痛或不适的能力受限	对言语指令反应良好，无感觉障碍，感觉或表达疼痛不适的能力不受限
	持续潮湿 1 分	经常潮湿 2 分	偶尔潮湿 3 分	很少潮湿 4 分
湿度 （皮肤潮湿的程度）	皮肤持续暴露在汗液或尿液等引起的潮湿状态中；每次翻身或移动时都能发现潮湿	皮肤经常但不是始终潮湿，每班需更换床单	皮肤偶尔潮湿，每天需更换一次床单	皮肤一般是干爽的，只需常规换床单

项目	评 分 标 准			
活动（身体的活动程度）	卧床1分	坐位2分	偶尔行走3分	经常行走4分
	限制卧床	不能行走或行走严重受限；不能负荷自身重量；必须借助椅子或轮椅	白天可短距离行走，伴或不伴辅助，大部分时间需卧床或坐轮椅活动	每天至少可在室外行走2次，在室内2小时活动一次
移动（改变和控制体位的能力）	完全不自主1分	非常受限2分	轻微受限3分	不受限4分
	没有辅助身体或肢体不能够改变位置	可偶尔轻微改变身体或肢体位置，但不能独立、经常或大幅度改变	可独立、经常或轻微改变身体或肢体位置	没有辅助可以经常进行大的身体或肢体位置改变
营养（日常进食方式）	非常缺乏1分	可能缺乏2分	充足3分	营养丰富4分
	从未吃过完整的一餐；每餐很少吃完1/3的食物；每天吃两餐，且缺少蛋白质（肉或奶制品）摄入；缺少液体摄入；不能进食水或食物；禁食或进食全流或静脉输液5天以上	很少吃完一餐，通常每餐只能吃完1/2的食物；蛋白质摄入仅是每日三餐中的肉或奶制品；偶尔进食；或进食少于需要量的流食或管饲	每餐能吃完大多数食物；每日吃四餐含肉或奶制品食物；偶尔会拒吃一餐，但通常会进食；行管饲或胃肠外营养，能够提供大部分的营养需要	吃完每餐食物；从不拒吃任何一餐；通常每日吃四餐或更多次含肉或奶制品的食物；偶尔在两餐之间加餐；不需要额外补充营养
摩擦力和剪切力	有问题1分	潜在的问题2分	无明显问题3分	

评分标准：
　　严重危险：≤9分；高度危险：10分～12分；中度危险：13分～14分；轻度危险：15分～18分

　　2003年中国香港理工大学的彭美慈、汪国成等以Braden量表为基础，修订了Braden量表，删除了原量表中的恶"营养状况"评分项目，增加了"体型/身高""皮肤类型"2项评分内容，共7个条目。修订者提供诊断界值为＜19分，见表1-2-2。

表 1-2-2　Braden 评估量表中文修订版

项目	1分	2分	3分	4分
感觉	完全受限	非常受限	轻度受限	未受限
潮湿	持续潮湿	潮湿	有时潮湿	很少潮湿
活动度	卧床不起	局限于椅	偶尔行走	经常行走
活动能力	完全不能	非常受限	轻微限制	不受限
摩擦力和剪切力	有	潜在危险	无	—
体型/身高	肥胖 超过标准体重的30%或更多	消瘦 低于标准体重20%	偏瘦/偏胖 标准体重±10%～20%	标准
皮肤类型	水肿 皮下有过多的液体积聚	皮肤增厚变粗糙 表皮水分丢失增加且角质增多	干燥 皮肤缺乏水分或油脂，有明显皱褶、皮屑或痒痕	

2. Norton 评估量表　Norton 评估表是在 1962 年研究如何预防老年患者压力性损伤研究时研发的，是一个特别适用于评估老年患者的压力性损伤危险因素预测的工具。Norton 评估表是美国卫生保健与研究组织推荐使用的评估压力性损伤的预测工具，Norton 评估表评估 5 个方面的压力性损伤危险因素：身体状况、精神状况、活动能力、移动能力和失禁情况。每项评分分值均为 1 分（严重）到 4 分（正常），总分 5～20 分，得分越低，发生压力性损伤的危险性越高。得分 12～14 分表示中度危险，而 12 分以下则表示高度危险。由于 Norton 评估表欠缺患者的营养评估，因此，在临床使用时，必须另外增加患者的营养评估。Norton 评估表及其指引见表 1-2-3。

表 1-2-3　Norton 评估量表及评估指引

项目	4分	3分	2分	1分
身体情况	良好	尚可	虚弱	非常差
精神状态	清醒	淡漠	混淆	木僵
活动力	活动自如	扶助行走	轮椅活动	卧床不起

续 表

项目	4 分	3 分	2 分	1 分
移动力	移动自如	轻度受限	严重受限	移动障碍
失禁	无	偶尔	经常	二便失禁
Norton 危险评估指引				
一般身体情况 （营养状况、组织肌肉块完整性、皮肤状况）	4 良好：身体状况稳定，看起来很健康，营养状态良好 3 尚可：一般身体状况稳定，看起来健康状况尚可 2 虚弱/差：身体状况不稳定，看起来还算健康 1 非常差：身体状况很危急，呈现病态			
精神状态 （指意识状况和定向感）	4 清醒：对人、事、地定向感非常清楚，对周围事物敏感 3 冷漠：对人、事、地定向感只有 2～3 项清楚，反应迟钝、被动 2 混淆：对人、事、地定向感只有 1～2 项清楚，沟通对话不恰当 1 木僵：无感觉、麻木、没有反应、嗜睡			
活动力 （个体可行动的程度）	4 活动自如：能独立走动 3 需协助行走：无人协助则无法走动 2 轮椅活动：只能以轮椅代步 1 因病情或医嘱限制而卧床不起			
移动力 （个体可以移动和控制四肢的能力）	4 完全不受限制：可随意自由移动、控制四肢活动自如 3 稍微受限制：可移动、控制四肢。但需人稍微协助才能翻身 2 大部分受限制：无人协助无法翻身，肢体轻瘫、肌肉萎缩 1 移动障碍：无移动能力，不能翻身			
失禁 （个体控制大/小便的能力）	4 无：大小便控制自如，或留置尿管，但大便失禁 3 偶尔失禁：在过去 24 小时内有 1～2 次大小便失禁之后使用尿套或留置尿管 2 经常失禁：在过去 24 小时之内有 3～6 次小便失禁或腹泻情形 1 大小便失禁：无法控制大小便，且在 24 小时内有 7～10 次失禁发生			

3. Waterlow 评估量表　Waterlow 评估表评估内容包括一般情况，如体型、体重、身高、皮肤状况、失禁情况、移动力、性别/年龄、食欲；特别危险部分：营养不良、感知、特殊药物、吸烟、外科创伤等。得分越高，表示发生压力性损伤的危险性越高。10～14 分提示轻度危险，15～19 分提示高度危险，大于 19 分提示极度危险。此评估表评价内容较多，临床应用比较困难，但敏感度较高，特别适用于危重症患者及手术患者的压力性损伤危险预测。Waterlow 评估表见表 1-2-4。

表 1-2-4 Waterlow 评估量表及评估指引

体质指数（BMI，kg/m²）		皮肤类型		性别和年龄		营养状况评估工具			
一般	0	健康	0	男	1	A—近期体重下降		B—体重下降评分	
BMI＝20～24.9		薄如纸	1	女	2				
高于一般	1	干燥	1	14～49	1	是	到 B	0.5～5 kg	＝1
BMI＝25～29.9		水肿	1	50～64	2	否	到 C	5～10 kg	＝2
肥胖	2	潮湿	1	65～74	3	不确定	到 C	10～15 kg	＝3
BMI≥30		颜色异常		75～80	4	2 分	到 C	＞15 kg	＝4
低于一般	3	1 期	2	≥81	5			不确定＝2	
BMI＜20		破溃				C—进食少或食欲差		营养评分如果＞2,参考营养评估/干预措施	
		2～4 期	3			否＝0 是＝1 不确定＝2			

失禁		运动能力		特殊因素			
完全控制/导尿	0	完全	0	组织营养状况		神经系统缺陷	
小便失禁	1	烦躁不安	1	恶病质	8	糖尿病	4～6
大便失禁	2	淡漠的	2	多器官衰竭	8	运动/感觉异常	4～6
大小便失禁	3	受限的	3	单器官衰竭（呼吸、肾脏、心脏）	5	截瘫	4～6
		卧床	4			大手术或创伤	
		轮椅	5	外周血管病	5	骨/脊椎手术	5
				贫血(Hb＜80g/L)	2	手术时间＞2 小时	5
				吸烟	1	手术时间＞6 小时	8
				药物			
				细胞毒性药物、长期大剂量服用类固醇、抗生素最多为 4			

Waterlow 评估指引	
体形体重与身高	中等:体重在标准体重的±10%范围内 超过中等:体重超过标准体重的 10%～20%内 肥胖:体重超过标准体重的 20% 低于中等:体重比标准体重少于 10%～20%为瘦,少于 20%以上为明显消瘦

Waterlow 评估指引	
皮肤类型	健康:皮肤颜色、湿度、弹性等正常 菲薄:皮肤紧张发亮,或由于皮下脂肪减少、肌肉萎缩,皮肤变薄 干燥:无汗时皮肤异常干燥 水肿:皮下组织的细胞内及组织间隙内液体积聚过多
组织营养不良	恶病质:极度消瘦 心衰:指伴有临床症状的心功能不全,通常伴有肺循环和(或)体循环淤血 外周血管病:指心脏以外的血管病变 贫血:外周血血红蛋白量低于正常值下限,成年男性<120 g/L,女性<110 g/L 抽烟:定义为每天吸烟一支且持续 1 年或以上
控便能力	完全自控:指大小便完全自控,或尿失禁已留置尿管 偶失禁:指大小便基本自控,偶尔有尿或(和)大便失禁 尿/大便失禁:指尿或大便失禁或有腹泻 大小便失禁:大小便混合失禁
运动能力	完全:意识清楚,身体活动自如,自主体位 烦躁不安:意识模糊,躁动不安,不自主活动增加 冷漠的:意识淡漠,活动减少 限制的:运动能力,患者不能随意调整或变换体位 迟钝:存在感觉/运动功能障碍,自主变换体位能力减弱或医疗限制 固定:由于强迫体位或被动体位等不会自主变换体位或者要求变换体位
饮食食欲	中等:消化功能、进餐次数、用餐时间、进食方式、摄入食物 差:食欲差,摄入食物种类和量减少 鼻饲:将导管经鼻腔插入胃内,从管内注入流质食物、营养液、水和药物 流质:一切食物呈流体,易吞咽、消化、无刺激 禁食:长期禁食超过 2 天以上 厌食:无食欲或其他原因患者不愿(拒绝)进食
神经性障碍	糖尿病:一种常见的代谢内分泌病,分为原发性或继发性两类 多发性硬化:一种青壮年发病的中枢神经系统炎性髓鞘病,引起肢体无力或者瘫痪 脑血管意外:指由各种原因引起的脑血管病变,导致脑功能缺损的一组疾病总称 运动障碍:可分为瘫痪、僵硬、不随意运动及共济失调等 感觉障碍:指机体对各种形式的刺激无感知、感知减退或异常的一组综合征

续　表

Waterlow 评估指引	
大手术/创伤	所有外科/腰以下/脊椎手术时间＞2 小时,评估有效时间为术后 24 小时内
药物治疗	大剂量类固醇:包括糖皮质激素、盐皮质激素、性激素 细胞毒性药:在细胞分裂时能够选择性杀死细胞的药物,如环磷酰胺、甲氨蝶呤等

4. OH 评估量表　2007 年在日本推广,由于使用方法简便易学,日益被日本的介护、养老机构普及使用,约 95% 的专业机构选用。OH 压力性损伤评估表是日本卫生部门基于 Braden 改良形成的,简化为 4 项评估内容,自主变换体位的能力、病态骨突出、水肿、关节萎缩,因子分析提示可归为 2 个因子,也与经典的压力性损伤机制相吻合,可以说是对目前临床使用量表的概括与简化,各条目内容的界定相对更清楚。OH 法评分 1~3 分为轻度危险的患者,4~6 分为中度危险的患者,7~10 分为高度危险的患者,详见表 1-2-5。

表 1-2-5　OH 评估量表及指引

评估内容	得　分		
自主变换体位的能力	0	1.5	3
	能动	需要依靠药物、护理、借助工具等完成体位变换	不能动
尾椎骨病理性突出(OH 判定尺)	0	1.5	3
	无 (两侧均＜2 cm)	轻度/中度 (两侧均为 2 cm)	重度 (两侧≥2 cm)
水肿	0	3	
	无	有	
关节挛缩、拘束	0	3	
	无	有	

(二) 手术室压力性损伤风险门罗评估表(Munro)

Munro 量表在 2009 年由 Munro 根据德弗的流行病学理论模型编制,2016 年 ARON 在全美推广使用的围手术期压力性损伤风险评估量表,评估表内容贯穿术前、术中、术后 3 个阶段,手术患者压力性损伤风险评估程度由 3

个阶段的分数累计后得出。术前风险从移动能力、营养状况、身体质量指数（body mass index，BMI）、减轻体重、年龄、现存并发症 6 个风险因素来确定得分，其中总分 ≤6 分表示无风险或者低风险，7～14 分为中度风险，≥15 分为高风险。术中风险评估从麻醉分级、麻醉方式、术中体温、低血压、皮肤潮湿程度、手术移动情况/体位改变、手术体位 7 个方面进行术中评估，其中总分 ≤13 分表示低风险，14～24 分为中度风险，≥25 分为高风险。术后风险评估从手术时间和出血量两个方面进行，其中总分 ≤15 分归为低风险，16～28 分归为中度风险，≥29 分为高风险，详见表 1-2-6、表 1-2-7、表 1-2-8。

表 1-2-6 手术室压力性损伤风险门罗评估表-术前

		术前风险因素评分			总分
手术前评估	活动度	1	2	3	
		没有受限或轻度受限，可以自主活动	非常受限，需要协助移动	完全受限，需要完全依靠他人	
	营养状态（空腹时间）	1	2	3	
		12 小时或 <	≥12 小时但 <24 小时	>24 小时	
	身体质量指数（BMI）	1	2	3	
		<30 kg/m²	30～35 kg/m²	>35 kg/m²	
	体重降低 在 30～180 天降低	1	2	3	
		最多 7.4% 的体重降低，无改变或不知	7.5%～9.9% 体重降低	≥10% 体重降低	
	患者年龄	1	2	3	
		39 岁以下	40～59 岁	60 岁以上	
	健康不利因素	每项不利因素评 1 分，最低 0 分，最高 6 分			
		吸烟（近期）			
		高血压前期或高血压（血压 120/80 mmHg）			
		血管/肾脏/心血管/周围血管疾病			
		哮喘/肺部/呼吸系统疾病			

续　表

术前风险因素评分				总分
健康不利因素	每项不利因素评1分，最低0分，最高6分			
	有过压力性损伤病史/目前有压力性损伤			
	糖尿病/胰岛素型糖尿病			
术前门罗评分总计：				
5～6＝低风险	7～14＝中度风险	≥15＝高风险	风险程度：	

表1-2-7　手术室压力性损伤风险门罗评估表-术中

	术中风险因素评分				总分
手术中评估	身体状态/麻醉评分 根据麻醉医生提供	1	2	3	
		健康或是轻度系统性疾病，无功能性的限制	中度或重度的系统性疾病，有功能性的影响	中度或重度的系统性疾病，有严重的功能受限，甚至到威胁生命或麻醉评分＞3分	
	麻醉类型	1	2	3	
		监护局麻，局麻	神经阻滞	全麻	
	体温 根据麻醉医生提供体温高低变化	1	2	3	
		36.1～37.8℃ 体温保持恒温	＜36.1℃或＞37.8℃（±2℃） 体温高低起伏±2℃		
	低血压 根据麻醉医生提供收缩压高低百分比变化	1	2	3	
		没有或≤10%的血压变化	高低起伏或11%～20%血压变化	持续性或21%～50%血压变化	
	潮湿程度 患者皮肤下	1	2	3	
		保持干燥	有一些潮湿	非常潮湿	
	表面/移动情况 体位协助物，加温毯，体位改变	1	2	3	
		没有/使用毯子固定体位	使用体位协助物	压力/加压力/改变体位	

术中风险因素评分				总分
体位 根据手术	1	2	3	
	膀胱截石位	侧卧位	平卧位/俯卧位	
术中部分评分：				
术前风险评分				
术中门罗风险(术前加术中)评分总计：				
13＝低风险	14～24＝中度 风险	≥25＝高风险	风险程度：	

表 1-2-8 手术室压力性损伤风险门罗评估表-术后

评分项目	术后风险因素评分			总分
整个围手术期的时间 整个从患者到达术前准 备到离开麻醉恢复室的时间	1	2	3	
	低于 2 小时	＞2 小时但＜ 4 小时	＞4 小时	
失血量	低于 200 mL	201～400 mL	＞400 mL	
术后部分评分：				
术中门罗风险(术前加术中)评分总计：				
术后门罗风险评分总计：				
15＝低风险	16～28＝ 中风险	≥29＝高风险	风险程度：	

三、分期描述

在之前的分期系统中，1 期和可疑深部组织损伤期用来描述完整的受损皮肤，其余分期描述开放性损伤皮肤。由于所有的分期都将损伤纳入了"压力性溃疡"的范畴，这导致了一些混淆。除了术语的改变，新的分期系统中，阿拉伯数字替代了罗马数字，"可疑深部组织损伤"名称中去除了"可疑"二字。另外还增加了"医疗器械相关性压力性损伤"以及"黏膜压力性损伤"。本文根据美国国家压力性损伤顾问小组 2016 年更新的压力性损伤分为 6 期为准(表 1-2-9)。

表 1-2-9 2016 年 NPUAP 压力性损伤分级

分期	皮肤描述	压力性损伤组织结构图	临床实例
1 期	指压不变白红斑，皮肤完整 1. 局部皮肤完好 2. 出现压之不变白的红斑 3. 或者感觉、皮温、硬度的改变可能比观察到皮肤改变更先出现 4. 此期颜色改变不包括紫色或栗色变化，提示可能存在深部组织损伤	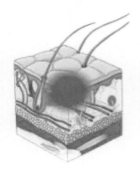	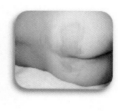
2 期	部分皮层缺失伴真皮层暴露 1. 部分皮层缺失伴随真皮层暴露 2. 可表现为完整的或破损的浆液性水疱 3. 该分期不能用于描述潮湿相关性皮肤损伤，比如失禁性皮炎 4. 医疗黏胶相关性皮肤损伤	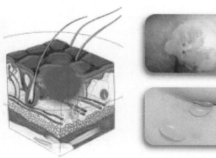	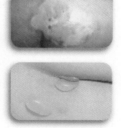
3 期	全层皮肤缺失 1. 常常可见脂肪、肉芽组织和边缘内卷 2. 可见腐肉和（或）焦痂 3. 可能会出现潜行或窦道 4. 无筋膜、肌腱、骨性暴露如果腐肉或焦痂掩盖组织缺损的深度则为不可分期压力性损伤	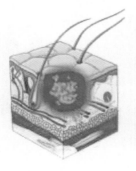	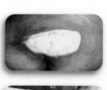 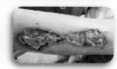

分期	皮肤描述	压力性损伤 组织结构图	临床实例
4 期	全层皮肤和组织缺失 1. 可见或可直接触及到筋膜、肌腱、骨头 2. 可见腐肉和（或）焦痂 3. 如果腐肉或焦痂掩盖组织缺损的深度，则为不可分期压力性损伤	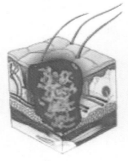	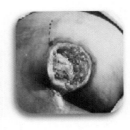
不可分期	全层皮肤和组织缺失，损伤程度被掩盖 1. 全层皮肤和组织缺失 2. 被腐肉和（或）焦痂掩盖，不能确认组织缺失的程度 3. 去除后才能判断损伤是 3 期还是 4 期 4. 缺血肢端或足跟的稳定型焦痂（表现为：干燥，紧密粘附，完整无红斑和波动感）不应去除	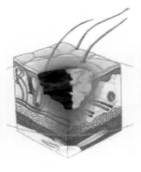	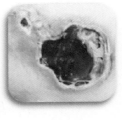
深部组织损伤	皮肤呈持续的非苍白性深红色，栗色或紫色 1. 出现持续的指压不变白深红色，栗色或紫色 2. 表皮分离呈现黑色的伤口床或充血水疱 3. 疼痛和温度变化通常先于颜色改变出现 4. 期伤口可迅速发展暴露组织缺失的实际程度 5. 也可能溶解而不出现组织缺失 6. 该分期不可用于描述血管、创伤、神经性伤口或皮肤病	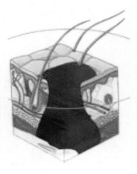	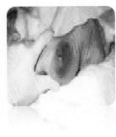

四、护理方案

(一) 1 期压力性损伤护理方案

1. 处理流程　见图 1-2-1。

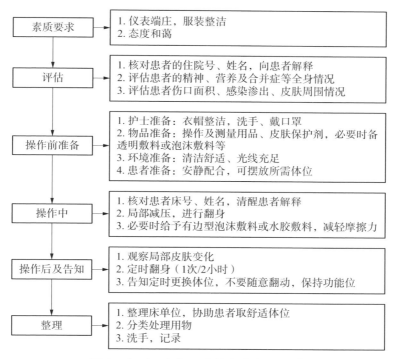

素质要求	→	1. 仪表端庄，服装整洁 2. 态度和蔼
评估	→	1. 核对患者的住院号、姓名，向患者解释 2. 评估患者的精神、营养及合并症等全身情况 3. 评估患者伤口面积、感染渗出、皮肤周围情况
操作前准备	→	1. 护士准备：衣帽整洁，洗手、戴口罩 2. 物品准备：操作及测量用品、皮肤保护剂，必要时备透明敷料或泡沫敷料等 3. 环境准备：清洁舒适、光线充足 4. 患者准备：安静配合，可摆放所需体位
操作中	→	1. 核对患者床号、姓名，清醒患者解释 2. 局部减压，进行翻身 3. 必要时给予有边型泡沫敷料或水胶敷料，减轻摩擦力
操作后及告知	→	1. 观察局部皮肤变化 2. 定时翻身（1次/2小时） 3. 告知定时更换体位，不要随意翻动，保持功能位
整理	→	1. 整理床单位，协助患者取舒适体位 2. 分类处理用物 3. 洗手，记录

图 1-2-1　1 期压力性损伤护理方案

2. 敷料选择　见表 1-2-10。

表 1-2-10　I 期压力性损伤敷料选择

临床症状	处　　　置	
	方法	敷料实图
皮肤发红,压之不褪色	1. 局部皮肤喷涂皮肤保护剂 2. 使用气垫床或减压设备	

续　表

临床症状	处　置	
	方法	敷料实图
皮肤发黑呈蓝色或紫色伴有红肿热痛	1. 选用水胶体或泡沫型敷料，3～5 天更换一次 2. 使用气垫床或减压设备	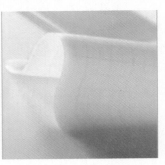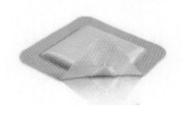

3. 注意事项

（1）避免局部长期受压：卧床患者应经常更换卧位，2 小时翻身 1 次，协助患者翻身时，避免拖、拉、推的动作，以防擦破皮肤，放置便盆时间不可过长，因时间长可阻碍血流而导致组织损伤。

（2）避免潮湿、摩擦及排泄物的刺激：保持床单干燥平整，尿布如有潮湿应及时更换，保持皮肤干燥，经常用温水给患者擦身，增进局部血液循环。

（3）预防性敷料的使用：在经常受到摩擦力与剪切力影响的骨隆突处（如足跟、骶尾部）使用聚氨酯泡沫敷料预防压力性损伤。每次更换敷料时或至少每天一次，评估皮肤有无压力性损伤形成迹象，并证实目前的预防性敷料应用策略是合适的。若预防性敷料破损、移位、松动或过湿，则予以更换。

（4）给予合适的减压装置，如减压垫或全身减压气垫床。

（二）2 期压力性损伤护理方案

1. 处理流程　见图 1 - 2 - 2。

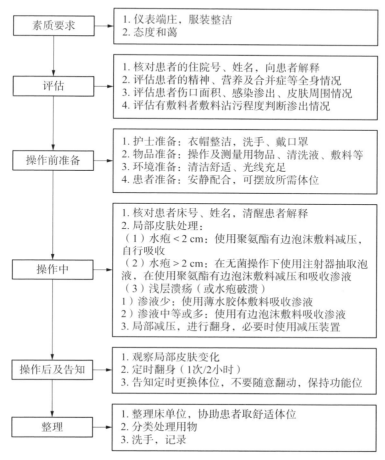

图 1-2-2 2期压力性损伤处理流程

2. **敷料选择** 见表 1-2-11。

表 1-2-11 2期压力性损伤敷料选择

临床症状	处　　置	
	方法	敷料实图
水疱<2 cm	1. 不抽吸泡液 2. 选用泡沫型敷料，3～5 天更换一次 3. 使用气垫床或减压设备	

续　表

临床症状	处　置	
	方法	敷料实图
水疱＞2 cm	1. 抽吸泡液 2. 选用泡沫型敷料,3～5 天更换一次 3. 使用气垫床或减压设备	
浅层溃疡:渗液少	1. 选用透明贴或溃疡贴,2～3 天更换一次 2. 使用气垫床或减压设备	
浅层溃疡:渗液多	1. 选用泡沫型敷料,3～5 天更换一次 2. 使用气垫床或减压设备	

3. 注意事项

(1) 减轻皮肤受压,定时更换体位,更换体位时注意动作轻柔,观察渗液情况,根据渗液量使用合适的敷料,渗液较少时,选择透明贴,2～3 天更换,渗液中等或较多,可用溃疡贴或泡沫敷料,3～5 天更换。营造湿性愈合环境,如渗液量多时及时更换。

(2) 增加营养摄入:有营养不良风险且有压力性损伤风险或存在压力性损伤的成人,提供 125～147 kJ/kg(30～35 kcal/kg)的热量。有营养不良风险、已有压力性损伤的成年患者,提供每天 1.25～1.5 g/kg 的蛋白质。

(3) 给予合适的减压装置,如减压垫或全身减压气垫床。

（4）保持皮肤清洁干燥，有潮湿刺激时及时清洁与更换，避免皮肤受刺激加重损伤。

（三）3 期、4 期压力性损伤护理方案

1. *处理流程* 见图 1-2-3。

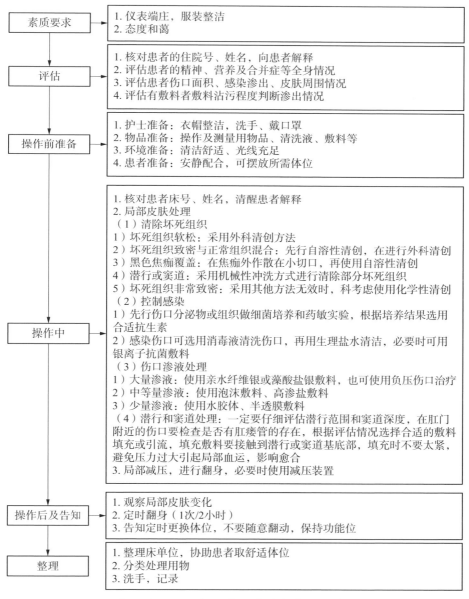

图 1-2-3 3 期、4 期压力性损伤处理流程

2. 敷料选择 见表 1-2-12。

表 1-2-12 3 期、4 期压力性损伤敷料选择

临床症状	处　置	
	方法	敷料实图
身体状态良好,黑痂软松	采用外科清创方法:镊子、刀片、剪刀	
黑色期　全身状况差,黑痂较紧密	1. 行自溶性清创,内层使用水凝胶,如果皮黑厚,可用刀划痕后再用水凝胶 2. 外层敷料 (1) 可直接贴透明贴 (2) 生理盐水纱布+透明贴,1~3 天换药 3. 进行外科清创	
痂皮较紧密不松动,渗液少	1. 行自溶性清创,内层使用水凝胶(划痕效果更佳) 2. 外层敷料 (1) 可直接贴透明贴 (2) 生理盐水纱布+透明贴,1~3 天换药 3. 进行外科清创	
黄色期　黄色组织较松动,渗液多	1. 配合机械清创:用镊子将松动的黄色组织清除 2. 内层敷料:选用藻酸盐敷料或高渗盐敷料 3. 外层敷料 (1) 纱布 (2) 泡沫敷料,换药间隔 3~5 天	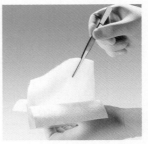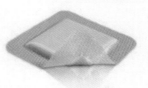

续　表

临床症状	处　置	
	方法	敷料实图
健康的肉芽：伤口表面平	1. 选用泡沫敷料，换药间隔3～5天 2. 也可选用等渗水凝胶，换药间隔时间2～3天	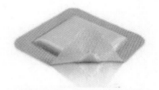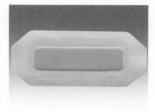
红色期　肉芽过长伤口：肉芽高出皮肤	1. 使用机械性搔刮，用镊子刮去过长的肉芽 2. 选用泡沫敷料，换药间隔3～5天，同时需加压包扎	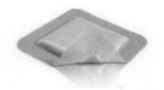
健康肉芽伤口较深或有腔	1. 内层敷料：选用藻酸盐敷料填塞 2. 外层敷料：选用泡沫敷料，换药间隔3～5天	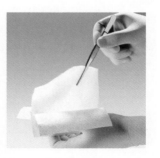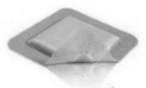

临床症状	处　　置	
	方法	敷料实图
粉色期　　伤口愈合期	选用泡沫敷料,换药间隔5~7天或脱落时更换	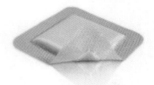
窦道（腔洞、潜行）　窦道不深或窦口较大,渗液多伤口不新鲜	1. 内层敷料:选用藻酸盐敷料填塞 2. 外层敷料 （1）纱布、棉垫 （2）选用泡沫敷料,换药间隔3~5天,渗出液时及时更换	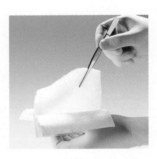 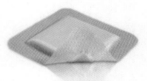
窦道太深伤口过小渗液多伤口不新鲜	1. 内层敷料:选用高渗盐敷料剪成细条填塞或选用藻酸盐填塞 2. 外层敷料 （1）纱布、棉垫 （2）选用泡沫敷料,换药间隔3~5天,渗出液时及时更换	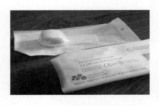 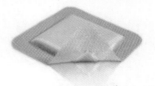

续　表

临床症状	处　置	
	方法	敷料实图
骨骼筋膜神经暴露 伤口新鲜	1. 内层敷料:选用藻酸盐敷料填塞 2. 外层敷料:选用泡沫敷料,换药间隔3～5天	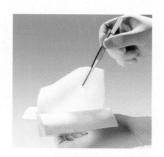 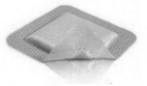
伤口愈合期	1. 内层敷料:暴露外选用水凝胶保护 2. 外层敷料:泡沫敷料,换药间隔3～5天	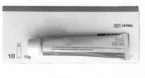 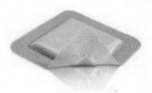
感染伤口 肿胀、红斑、微黄色或绿色的沉淀物,有气味	1. 内层敷料:选用银离子、高渗盐或藻酸盐敷料保护 2. 外层敷料:纱布或棉垫等非密闭性敷料	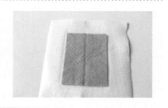

3. 注意事项

（1）减轻皮肤受压,定时更换体位,更换体位时注意动作轻柔,观察渗液情况,根据渗液量使用合适的敷料,使用敷料可 3～5 天更换一次,营造湿性愈合环境,如渗液量多时及时更换。

（2）根据医嘱合理使用抗生素,做到现用现配,注意药物过敏反应。

（3）增加营养摄入:同"2 期压力性损伤"。除此之外,当传统高卡路里及蛋白质补充无法满足营养需要时,要补充高蛋白质、精氨酸和微量元素。

（4）伤口护理-清创:将压力性损伤创面或创缘的失活组织清除,前提是这种操作适合于患者病情,且与总体护理目标相符。若无引流或去除失活组织的紧急临床需要,使用机械、自溶、酶促和（或）生物方法清创;若有广泛坏死,持续进展的蜂窝组织炎、捻发音、波动感和（或）继发于压力性损伤相关感染,进行外科清创。

（5）存在下列情况时,审慎进行保守锐性清创:

1）免疫缺陷。

2）供血障碍。

3）全身败血症期间无全程抗生素治疗的败血症,则推荐进行外科锐性清创。清创过程中注意无菌操作,避免增加伤口感染。将伴有潜行,瘘管窦道形成,和（或）不容易用手术之外其他方法予以清除的广泛组织坏死的 3 期或 4 期压力性损伤患者转诊,根据患者情况和诊疗目标进行外科评估。

（6）疼痛处理:①使用吊带或转运床单为患者调整体位,尽可能调整患者体位以避开压力性损伤部位,减小摩擦力和或剪切力,同时保持床单平整无皱褶;②保持伤口处于覆盖、湿润状态,使用非高粘敷料以减轻压力性损伤疼痛;③选择使用更换频率较低、尽可能不造成疼痛的伤口敷料;④根据世界卫生组织阶梯给药止痛方案,按合适的剂量按时使用止痛药物来控制慢性疼痛;⑤若患者愿意,鼓励将调整体位作为减轻疼痛的手段。

（7）避免潮湿、摩擦及排泄物的刺激:保持床单干燥平整,尿布如有潮湿应及时更换,保持皮肤干燥,经常用温水给患者擦身,增进局部血液循环。

（8）给予合适的减压装置,如减压垫或全身减压气垫床。

（9）保持伤口敷料清洁干燥,敷料沾污超过 2/3 敷料面积时,及时更换。

（四）不可分期、深部组织损伤期压力性损伤处理流程

（1）伤口无法界定属于哪一个期时,应记录无法界定,不可随意猜测记录属于几期。

（2）伤口覆盖有焦痂或坏死组织时,若患者病情允可,应先清除伤口内焦痂和坏死组织,再确定分期。

（3）当皮肤完整时采用与 1 期压力性损伤类似方法局部减压,当有伤口时,伤口处理与 3 期、4 期压力性损伤处理流程一样。

五、健康教育

预防压力性损伤主要通过缓解压力对局部组织作用的时间来防止压力性损伤的发生,具体防控措施如下。

1. 体位变换 解除压迫是预防压力损伤的主要原则,又是治疗压力性损伤的先决条件。尽管各种床垫坐垫和支具以不断改进,各种翻身床、气垫床及减压床垫的应用已取得较好的效果,但是最基本的最简单有效的预防措施还是给患者翻身或是患者自己定时变换体位,变换体位可防患者同一部位受到长时间的持续压力。一般交替应用仰卧位、侧卧位。体位变换间隔时间不应超过 2 小时,翻身动作轻柔,不可拖、拉、拽,床铺应保持清洁、干燥、平整、无碎屑。对有排泄物污染的床单,要及时更换清洗。保持皮肤清洁干燥,及时更换汗湿内衣。在明显骨突出处可使用水枕局部减压。

2. 避免外伤 缺乏神经支配或营养不良时,即使很轻微的皮肤损伤,也会发生感染,演变成与压力性损伤相似的创面。因此要特别注意清除床单、座椅上的衣物,应及时修剪指(趾)甲和清洗甲逢,以免划伤感染的皮肤。

3. 失禁管理 在对于大小便失禁卧位期间的患者,我们可使用锁液吸收垫和商品化的隔离层产品,在使用吸收垫或尿垫时尽量去除皱褶,保持平整,及时更换,对产品过敏者必须及时更换撤除。避免因失禁而饮水过少,加强翻身,尽量不用导尿,减少尿路感染的风险,有严重尿失禁伴有污染压力性损伤的区域,可短时间留置尿管。

4. 加强营养 营养不良的患者,因皮肤对压力性损伤的耐受力下降,容易发生压力性损伤,所以要主要增加高蛋白质、高热量、高维生素饮食,防止患者出现贫血和低蛋白血症。

5. 鼓励患者活动 鼓励患者在不影响疾病治疗的情况下,积极活动,防止因长期卧床不动而导致的各种并发症,增加痛苦,延长愈合时间。让患者参与自己力所能及的日常活动,采用动静结合的休息方式。

（俞荷花　李阳洋）

第三节

糖尿病足护理方案

一、简述

糖尿病足的基本定义是糖尿病患者踝关节以远的皮肤及其深层组织破坏，常合并感染和（或）下肢不同程度的动脉闭塞症，严重者累及肌肉和骨组织。糖尿病足是糖尿病患者致残、致死的主要原因之一，也是造成社会沉重负担的重大公共卫生问题。据估计，全球每 20 秒就有一例糖尿病患者截肢。糖尿病足预后很差，甚至比大多数癌症的病死率和致残率还高（除肺癌、胰腺癌等）。糖尿病足溃疡（diabetic foot ulcer，DFU）患者年死亡率高达 11%，截肢患者更是高达 22%。糖尿病足是最常见的住院原因，具有住院时间长、治疗困难、医疗费用高等特点。周围神经病变、下肢动脉病变（lower extremity arterial disease，LEAD）和足畸形是 DFU 发病风险增加的主要原因。年龄、性别、文化程度、经济条件、生活习惯和其他糖尿病并发症或合并症也是重要的发病因素。糖尿病足的主要不良结局是截肢和死亡，我国 2010 年多中心糖尿病截肢率调查收集了 39 家医院共有 1 684 例患者截肢数据，其中 475 例是因糖尿病足截肢，占 28.2%。而 1 年内新发溃疡发生率为 8.1%，愈合的 DFU 患者 1 年内再发溃疡发生率为 31.6%。2017 年全球糖尿病医疗费用高达 7 270 亿美元，其中中国为 1 100 亿美元。在发达国家，糖尿病足占用了 12%～15% 的糖尿病医疗卫生资源，而在发展中国家，则高达 40%。美国糖尿病医疗费用的一半用于糖尿病足患者。故糖尿病足会产生巨大的社会和家庭的经济负担。发达国家多年的糖尿病足防治经验证明，贯彻预防为主、专业化诊治和多学科协作能够有效地降低 DFU 的发生、发展，提高治愈率，降低截肢率和医疗费用。多学科协作的糖尿病足医疗护理专业团队可有效降低糖尿病截肢率和医疗费用，提高患者生活质量。对于有足病风险因素的糖尿病患者，及早完成糖尿病周围神经病变（diabetic peripheral neuropathy，DPN）、血管病变和足病筛查，及早发现和管理教育这些高危患者，强调糖尿病足预防为主、专业化诊治和多学科协作基础上的综合治疗，促进糖尿病足的分级管理，可取得良好的社会效益和经济效益，显著降低糖尿病大截肢率。

二、评估方法

早期识别和及时有效干预糖尿病足的危险因素对糖尿病足的防治非常重要。

（一）糖尿病足的整体危险因素

（1）社会经济状况：糖尿病患者的社会经济状况与糖尿病足患病率呈正相关。

（2）院前驻留时间、住院时间及预后，也是 1 型糖尿病患者痛性神经病变独立的预测因素及截肢的重要危险因素。

（3）低教育水平、低收入、缺乏运动、离异等患者糖尿病足风险明显升高。

（4）性别：性别也是糖尿病足的重要影响因素，男性患者大截肢和小截肢（趾）的风险分别是女性的 1.39 倍和 1.77 倍。

（5）糖尿病并发症和合并症与糖尿病足发生的关系非常密切：糖尿病足患者合并脑血管疾病和周围血管疾病，不论大截肢还是小截肢（趾）风险均明显增加；合并症越多，足溃疡截肢率越高。合并三个以上疾病者其大截肢率高达 20.8/1000，而小截肢率也高达 23.3/1000。视力障碍是糖尿病足的独立危险因素，糖尿病肾脏疾病不仅是 DFU 的危险因素也是截肢的高危因素。

（6）糖尿病病程与糖尿病足发病高度相关：病程 10 年以上的糖尿病患者更易并发糖尿病足。

（7）代谢紊乱与糖尿病足密切相关：低三酰甘油、低胆固醇、高密度脂蛋白胆固醇降低与低密度脂蛋白胆固醇水平升高等脂代谢异常，低白蛋白血症、高尿酸血症、贫血、肥胖等均是 DFU 发生的危险因素或是独立危险因素。

（8）吸烟：吸烟是周围动脉疾病重要的危险因素，而周围动脉病变与糖尿病足发生直接相关，所以戒烟对于预防足病非常重要。

（二）糖尿病足的局部危险因素

（1）DPN：DPN 是糖尿病足发生的重要危险因素。运动神经病变影响了足部肌肉的牵张力，使足部肌肉萎缩导致足部畸形，如爪形趾、锤状趾等。感觉神经受损，保护性感觉丧失，使足部对外界压力、异物或冷热反应性和抵御能力下降而导致受伤，形成溃疡。自主神经病变使患者皮肤分泌汗液的功能减弱，足部皮肤干燥皲裂，导致细菌感染。运动神经、感觉神经及自主神经病变可以分别或共同成为糖尿病足发生的危险因素，影响糖尿病足的预后。

（2）糖尿病周围动脉病变：糖尿病患者的周围动脉硬化、钙化和狭窄，常伴有微血管病变和微循环障碍，导致下肢血流量减少，组织缺氧和营养供给不足,出现下肢发冷、疼痛和间歇性跛行,严重供血不足者可致溃疡、肢体坏疽。

（3）截肢（趾）病史:既往有足溃疡史者,再次发生足溃疡的危险是无足溃疡史者的 13 倍;截肢（趾）的风险是无足溃疡史者的 2.0～10.5 倍;有截肢史者,一半以上在 5 年内需进行第二次截肢。

（4）足底压力异常:足底压力增高是 DFU 发生的独立危险因素,相关性高达 70%～90%。其原因主要为,长时间足底压力过高,导致局部缺血和缺氧,形成 DFU。出现足底压力增高的主要原因:Charcot 神经骨关节病、畸形足、胼胝、不合适的鞋袜等。

（5）DFU 的前期病变:如嵌甲、水疱、出血及真菌感染均为 DFU 的前期病变,也是 DFU 发生的强烈预测因素。

（6）下肢静脉功能不全:虽然没有足够的证据证明下肢静脉功能不全与 DFU 的发生直接相关,但当糖尿病患者发生下肢静脉性溃疡时其治疗和愈合的困难性也增加。

（三）糖尿病足的筛查工具

目前,国外的筛查方法比较成熟的筛查工具包括 Gavin 危险因素加权评分、糖尿病足 60 s 筛查工具、Scottish 风险筛查工具、IWGDF 糖尿病足风险分级系统以及美国糖尿病协会（American Diabetes Association，ADA）糖尿病足风险分级系统,国内应用最多的是 Gavin 危险因素加权评分及糖尿病足筛查诊断箱。

1. Gavin 危险因素加权评分　包括血管病变、足部畸形、保护性感觉缺失、心脏疾病或吸烟史、糖尿病病史＞10 年、合并肾病或视网膜病变及有足溃疡或截肢史 7 个项目,每个题目分别赋予相应的分值。累计得分为 1～3 分为低危足,4～8 分为中危足,9～13 分为高危足。该方法（表 1-3-1）评分较简单,耗时短,在国内外得到广泛的应用。

表 1-3-1　Gavin 危险因素加权评分表

危险因素	加权值
血管病变	1
足结构畸形	2
保护性感觉丧失	3
心脏病或吸烟史	1

续　表

危险因素	加权值
糖尿病病史>10 年	2
肾病或视网膜病变	1
有足溃疡或截肢史	3

2. 糖尿病足 60 s 查工具　Inlow 等于 2004 研制了 Inlow'60 s 糖尿病足风险筛查工具(表 1-3-2),该工具由皮肤质量、胼胝评估、趾甲健康状态等 12 个条目组成,每个条目由 2～4 个分值选项组成,总分 0～24 分,得分越高表示糖尿病足风险越高,再次评估频率越高。

表 1-3-2　Inlow'60 s 糖尿病足风险筛查工具表

	0 分	1 分	2 分	3 分	4 分
观察 20 秒					
皮肤	完好无损,无外伤,无真菌感染或溃疡组织形成	皮肤干燥,存在真菌感染或溃疡可能性	中度溃疡	皮肤溃疡	
指甲	完整	不完整	增厚、损伤、感染		
足部畸形	无畸形	轻度畸形	重度畸形		
鞋子	合适	不合适	造成创伤		
触摸 10 秒					
温度(冷)	足部温暖	足部冷			
温度(热)	足部温暖	足部发热			
活动范围	拇指活动正常	拇指活动轻微受限	拇指僵直不能移动	截肢	
评定 30 秒					
神经感觉	有神经感觉部位为 10 个		有神经感觉部位为 7～9 个		有神经感觉部位为 0～6 个
主观症状	无症状		有上述任意症状		

续 表

	0分	1分	2分	3分	4分
足部脉搏	有	无			
依赖性潮红	有	无			
红斑	有	无			

注:神经感觉:10 g单丝检测足部神经感觉(脚背、脚跟、踇趾跖侧、跖骨跖侧、足跖足弓处)。
　　主观症状:1是否曾经麻木;2是否曾经感觉刺痛;3是否曾经感觉发热;4是否感觉有瘙痒症状。
　　足部脉搏:触摸足部脉搏(足背、胫骨)。
　　依赖性潮红:压迫局部发红,足部抬高时苍白,下垂时紫红色。

2012年Sibbald等人对InIow'60 s糖尿病足风险筛查工具表进行了修订,将原始版内容简化为疾病史(溃疡史、截肢史)、体格检查(畸形、趾甲生长异常、足背动脉或胫后动脉消失)、足部病变(活动性溃疡、水疱、胼胝、裂缝)、神经病变4个维度的10个条目,同时每个条目的评估结果修订为"是"或"否",形成了"简化版60 s糖尿病足风险筛查工具"(表1-3-3)。对于评估结果全部为"否"的患者不需要转介,但应告知患者随时向健康照护人员汇报足部变化,并在1年内进行再次测评;对于评估结果一项及以上为"是"的患者,需要转介给相关足部照护专业人员进行风险预防、再筛查和跟踪随访,风险程度越高,跟踪随访间隔时间越短。

表1-3-3 简化版60 s糖尿病足风险筛查工具

		是	否
疾病史	足部溃疡史		
	截肢史		
体格检查	足部畸形		
	趾甲生长异常		
	足背动脉或胫后动脉消失		
足部病变	活动性溃疡		
	水疱		
	胼胝		
	裂缝		
神经病变	压力觉、痛觉、温度觉、震动觉		

3. IWGDF 糖尿病足风险分级系统　　1999 年国际糖尿病足工作组 (International Working Group on the Diabetic Foot，IWGDF)首次发布了糖尿病足预防与管理的实践指南与国际共识,并基于循证医学证据不断扩展和更新。该指南将糖尿病足风险分为 0～3 级(表 1-3-4):0 级无神经病变;1 级有神经病变;2 级有神经病变和周围血管病变和(或)足部畸形;3 级有陈旧性溃疡或下肢截肢。

表 1-3-4　IWGDF 糖尿病足风险分级系统

分级	描　　述
0 级	无神经病变,无血管病变
1 级	仅有神经病变
2 级	有神经病变合并血管病变和(或)足畸形
3 级	有足溃疡史或截肢史

4. 糖尿病足筛查箱　　周围神经病变常用的评估方法包括尼龙单丝测试、神经病变诊断评分、震动阈值测定仪和振动觉检查或者触觉检查。神经传导速度检查被认为是诊断周围神经病变的金标准,但只在部分条件较好的医院开展且费用较高。10 g 单纤维丝触觉/痛觉测试法被认为是有较高参考价值且简单可行的方法,在大多数专科均可开展。震动阈值测定仪也是一种无创可行的检测方法,上述两种方法应作为常规的评估方法,结合患者临床表现作出诊断。踝肱指数是目前评价外周动脉疾病(peripheral artery disease, PAD)的首选检查项目,是一种可重复开展的无创功能性检查。踝肱指数正常参考值为 0.90～1.30,踝肱指数＞1.30 提示动脉壁钙化(尤其是在糖尿病和慢性肾衰群体中踝肱指数≥0.5 且＜0.9 提示动脉狭窄;踝肱指数≥0.3 且＜0.5 提示严重动脉狭窄;踝肱指数＜0.3 则提示严重下肢肢体缺血,有坏疽风险)。即使踝肱指数介于 0.91～0.99 是可以接受的,但此时卒中(中风)、冠心病或心血管死亡等心血管风险可能已经增加。

(四) 创面感染评估

2016 年 IWGDF 对糖尿病足创面感染的严重程度做了分类,具体如下。

未感染:不伴有全身或局部感染的症状与体征。

感染:至少满足以下两个条件:①局部肿胀或硬结;②创面周围红斑＞0.5 cm;③局部疼痛或触痛;④局部皮肤发热;⑤脓性分泌物。

轻度感染:感染仅累及皮肤与皮下组织;伤口周围红斑面积<2 cm;无全身症状或感染症状;皮肤炎症反应的其他病因应排除(如创伤、痛风、急性 Charcot 关节病、骨折、血栓形成和静脉淤滞)。

中度感染:感染累及深度超过皮肤与皮下组织(如骨、关节、肌腱或肌肉);或伤口周围红斑面积>2 cm;无全身症状或感染症状。

重度感染:任何伴有系统性炎症反应综合征的足部感染,至少伴有以下两个表现:①体温>38℃或<36℃;②心率>90 次/min;③呼吸>20 次/min 或 $PaCO_2$<4.3 kPa(32 mmHg);④白细胞计数>$12×10^9$/L 或<$4×10^9$/L 或未成熟白细胞比>10%。

三、分级描述

当患者出现糖尿病足溃疡,分级评估是处理糖尿病足溃疡的第一步,分级评估主要是根据溃疡范围和足血管状态的评估,进一步指导治疗。2019 版《中国糖尿病足诊治指南》提到,Wagner 分级和美国得克萨斯大学的得克萨斯大学分类法(Texas 分级)是国内目前临床上广为接受的分级方法。

(一) Wagner 分级法

由 Meggitt 于 1976 年提出,经 Wagner 推广,将糖尿病足风险分为 0~5 级(表 1-3-5)。

表 1-3-5　Wagner 分级

分级	描　述	图片
0 级	足部和皮肤无开放性病灶,但有发生足溃疡危险	
1 级	足部有溃疡但临床上无感染	
2 级	较深的足部溃疡感染病灶,常合并软组织炎,无脓肿或骨感染	

续　表

分级	描　　述	图片
3 级	深度感染，伴有骨组织病变或脓肿	
4 级	骨质缺损，部分趾、足坏疽	
5 级	足的大部或全部坏疽	

（二）Texas 分级

美国得克萨斯大学（University of Texas，UT）圣安东尼分校对 Wagner 系统进行了更新。前 3 级与 Wagner 系统相似，但删除了 4 级和 5 级，并为每级增加了 A～D 期。根据病变的深度、感觉神经病变、血液供应不足和感染等情况制订了标准化的评估标准。该分级系统（表 1-3-6）是首个经过验证的糖尿病足溃疡分级系统。它较为全面地判断溃疡的深度、感染和缺血程度，每一分级和分期均包括了对深度、感染和缺血的评估。

表 1-3-6　Texas 分级

分级	临床表现	分期	临床表现
0 级	足部溃疡病史	A	无感染、无缺血
1 级	浅表溃疡	B	合并感染
2 级	溃疡深达肌腱	C	合并缺血
3 级	溃疡累及关节	D	合并感染和缺血

(三) SAD 评分系统

SAD 评分系统(表 1-3-7)由 Macfarlane 等提出,包含对伤口面积及深度、感染、神经损伤和血管损伤 5 项内容评估;每项均分为 4 级,用累加评分的方法,总分为 0~15 分,得分越高,表示疾病越严重。

表 1-3-7　SAD 评分系统

项目	0 分	1 分	2 分	3 分
面积	无破损	$<1\,cm^2$	$1\sim3\,cm^2$	$>3\,cm^2$
深度	无破损	表浅溃疡	累及肌腱、关节囊、骨膜	累及骨/关节
脓血症	无	表面	蜂窝织炎	骨膜炎
动脉病变	足背动脉存在	减弱/一侧消失	双侧消失	坏疽
神经病变	针刺感存在	减弱	消失	骨科关节病

多年来,Wagner 分级系统被视为黄金标准,但该系统着重判断伤口的深度,未包括伤口的缺血状态。因此,在过去 20 年中已经提出并验证了一系列新的糖尿病足部伤口分类系统,目前美国最常用的是得克萨斯大学伤口分类系统,两个评估系统都提供了不同程度的溃疡描述且易于使用,均可为制定治疗策略提供指导。一项前瞻性研究发现,TEXAS 分类系统在预测结果方面被证明优于 Wagner 系统。然而,该研究还表明,传统的 Wagner 系统的预测结果是准确的;因此,在足溃疡评估中选择 Wagner 分级系统和 TEXAS 分类系统都是可行的。研究显示,截肢率随溃疡的深度和分期的严重程度而增加,溃疡深及骨组织,截肢率增高 11 倍;若感染和缺血并存,截肢率增加近 90 倍。SAD 评分系统考虑的影响因素最全面,具有比较不同国家、不同治疗中心糖尿病足溃疡管理结果的潜能,适合统计研究。但系统相对复杂,需要大量影像病理证据来支持评分,可能不适用于条件有限的地区。

四、护理方案

(一) Wanger 0 级,Texas A0 级护理方案

1. 处理流程　见图 1-3-1。

素质要求	→	1. 仪表端庄，服装整洁 2. 态度和蔼
评估	→	1. 核对患者的住院号、姓名，向患者解释 2. 评估患者的精神、营养及并发症等全身情况 3. 评估患者伤口面积、感染渗出、皮肤周围情况
操作前准备	→	1. 护士准备：衣帽整洁，洗手、戴口罩 2. 物品准备：操作及测量用品、皮肤保护剂，必要时备透明敷料或泡沫敷料等 3. 环境准备：清洁舒适、光线充足 4. 患者准备：安静配合，可摆放所需体位
操作中	→	1. 核对患者床号、姓名，清醒患者解释 2. 局部减压 3. 必要时给予有边型泡沫敷料或水胶敷料
操作后及告知	→	1. 观察局部皮肤变化 2. 告知避免局部受压，更换合适的鞋袜
整理	→	1. 整理床单位，协助患者取舒适体位 2. 分类处理用物 3. 洗手，记录

图 1-3-1　Wagner 0 级，Texas A0 级处理流程

2. **敷料选择**　见表 1-3-8。

表 1-3-8　Wagner 0 级，Texas A0 级敷料选择

临床症状	处　置	
	方法	敷料实图
足部和皮肤无开放性病灶，但有发生足溃疡危险，骨突出部位可因受压发红	1. 局部皮肤喷涂皮肤保护剂 2. 选用水胶体或泡沫型敷料，3～5 天更换一次 3. 选择鞋袜	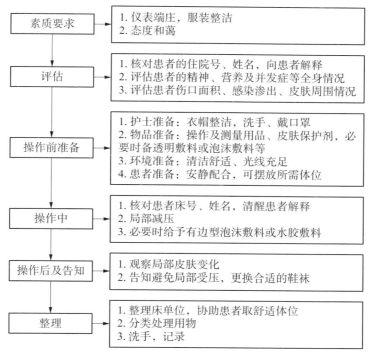

3. 注意事项

（1）加强随访：无外周神经病变，每年随访一次；有外周神经病变，每6个月随访一次；外周神经病变合并外周动脉疾病和（或）足部畸形，每3～6个月随访一次；外周神经病变合并有足溃疡史或低位截肢史，每1～3个月随访一次。

（2）避免局部受压：帮助患者选择合适的鞋袜；必要时，在骨隆突处可预防性使用液体敷料或水胶体、泡沫型敷料。

（二）Wagner 1—5级，Texas A1—D3级护理方案

1. 处理流程　见图1-3-2。

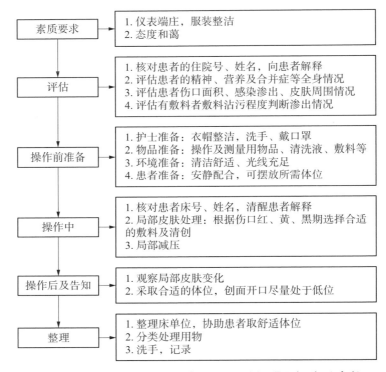

图1-3-2　Wagner 1—5级，Texas A1—D3级处理流程

2. 敷料选择　参见表1-2-12。

3. 注意事项

（1）观察渗液情况，根据渗液量使用合适的敷料，使用敷料可3～5天更换一次，营造湿性愈合环境，如渗液量多时及时更换。

（2）根据医嘱合理使用抗生素，做到现用现配，注意药物过敏反应。

（3）增加营养摄入：可参考欧洲压力性溃疡咨询小组的建议，即压力性溃疡患者每日能量和蛋白质摄入量为：热量 125～147 kJ（30～35 kcal/kg），蛋白质 1.25～1.50 g/kg 以及足够的维生素和矿物质；对于体重过轻的患者，美国国家压力溃疡咨询小组建议将热量摄入增加到 147～167 kJ/kg（35～40 kcal/kg）。当传统高卡路里及蛋白补充无法满足营养需要时，要补充高蛋白质、精氨酸和微量元素。

（4）清创-清创时机：清创是糖尿病足治疗中至关重要的环节，过早、过迟的清创均不利于启动、维持伤口的正常修复过程。

1）感染性创面清创：评估一旦明确后，推荐初始锐器清创处理，而对于存在脓肿、气性坏疽或坏死性筋膜炎的足部感染应紧急予以相应的外科处置，这是防止感染扩散的重要手段。

2）糖尿病合并下肢血管病变形成的缺血性溃疡，锐性清创带来新的创面，清创过程中因为创伤、出血，进而启动凝血机制，从而微血管内血栓形成，常进一步加重微循环障碍，引发新的组织坏死，这也是清创术后出现更大范围组织坏死的根本原因。这种情况下，柔性的清创技术可能是更合适的选择，或在充分改善下肢血供后，并且缺血组织度过了再灌注损伤期，再予实施手术清创，才可能达到预期的效果。

3）湿性坏疽的清创，伴有脓肿形成的创面可切开引流以达到创面减压的目的，或对可见的坏死组织进行有限适度地清创，但不宜在未开通下肢血管或血管重建之前做扩大的组织清创或截趾。

（5）清创-锐器清创原则

1）脓肿选择平卧位或站立位最低点、张力最高点处切开。

2）尽可能选择足部纵行切口，切口充分照顾到足背、足底的动脉弓，特别是较深的清创。

3）足底切口除压力性溃疡形成的胼胝外一般切口需要避开承重、摩擦部位。

（6）保持伤口敷料清洁干燥，敷料沾污超过 2/3 敷料面积时，及时更换。

五、健康教育

糖尿病足致残、致死率高，复发率高，医疗费用高，造成沉重的家庭及社会负担。系统的糖尿病足相关知识教育可以减少糖尿病高危足患者 DFU 的发生率，降低 DFU 的复发率和提高无足溃疡事件患者的生存率，降低 DFU 的截肢率,降低医疗费用和提高患者的生活质量。

1. 足部护理 每天检查双足,特别是足趾间;需要有经验的他人帮助检查足部;每天洗脚,并擦干足趾间;洗脚时水温适宜,低于 37 ℃;不宜使用热水袋、电热器等物品直接保暖足部;避免赤足行走;选择合适的鞋子,鞋内应该是有足够的空间,透气良好,鞋底较厚硬而鞋内较柔软,能够使足底压力分布更合理;穿鞋前先检查鞋内有无异物;不穿过紧或有毛边的袜子或鞋子;应选择无接缝、无压迫性的跟帮、白色或浅色的棉袜,因其吸汗、柔软舒适,渗液易被发现;足部皮肤干燥可使用油膏类护肤品;每天更换袜子,不穿高于膝盖的袜子;水平地修剪趾甲,避免自行修剪或使用化学制剂处理胼胝或趾甲,需由专用人员修除胼胝或过度角化的组织;出现问题及时就诊。

2. 营养支持 总体目标是通过健康的饮食及运动习惯,强调不同营养成分的食物合理搭配,以改善整体健康状况。特别强调:第一,达成血糖、血压、血脂及白蛋白的个体化控制目标;第二,达到并保持体重目标值;第三,促进DFU 的愈合。可参考欧洲压力性溃疡咨询小组的建议,具体见 P49"增加营养摄入"。

(1)碳水化合物的补充:推荐碳水化合物占每日摄入总热卡的 45%～60%,建议使用富含膳食纤维或者低升糖指数的碳水化合物食物,如蔬菜、豆类、水果、全麦面包和谷类食品等。

(2)蛋白质和氨基酸的补充:蛋白质占每日摄入总热卡的 15%～20%。提倡摄入深海鱼、鸡蛋、大豆等优质蛋白为主脂肪的补充。

(3)脂肪占每日摄入总热卡的 25%～30%,其中顺式单不饱和脂肪酸占每日总摄入量的 10%～20%;饱和脂肪酸和反式不饱和脂肪酸占每日总摄入量应小于 10%,低密度脂蛋白胆固醇升高时应低于 8%。足溃疡患者食用n‑3 脂肪酸的食物(如深海鱼等)有益于伤口的愈合。

3. 适宜的运动 规律及适量的运动可增强胰岛素敏感性,有助于控制血糖,减轻体重和改善循环,减少心血管危险因素。运动方式和运动量的选择应在医师指导下进行,在确保安全的前提下,根据性别、年龄、体型、体力、运动习惯和爱好以及并发症的严重程度制订个体化的运动方案。运动前后要加强血糖监测,以免发生低血糖。步行锻炼是糖尿病下肢动脉病变有效的治疗方法之一,可以增加步行距离,改善生活质量。因此,对于足部皮肤完整的缺血型或神经缺血型患者,运动锻炼能改善间歇性跛行患者的步行距离及行走时间。有计划的辅导性锻炼是治疗间歇性跛行的基础,最有效的运动为平板运动或走步,强度达到引发间歇性跛行后休息,每次 30～45 分钟,每周至少 3 次,连续 3 个月。对于糖尿病足溃疡或有感染者,尽量避免患肢受力,可进行上肢锻炼,行等长收缩训练或上肢渐进抗阻训练,注意循序渐进,可每天一次,运动时间≥30 分钟。

4. 血糖控制　低血糖对足溃疡患者,可能带来严重的后果,推荐在尽量少发生低血糖的前提下,平稳地将血糖控制在较好水平。足溃疡患者在病情严重状态如溃疡大量渗出、感染、心衰、下肢严重缺血,血糖波动较大,此时推荐使用胰岛素,根据饮食与病情及时调整。必要时静脉使用胰岛素,及时监测血糖,避免低血糖。足溃疡患者溃疡愈合前,推荐以胰岛素为主的降糖药物治疗,少数溃疡愈合后,根据病情可以调整为全部口服降糖药物治疗。

5. 戒烟　吸烟是导致糖尿病下肢动脉病变发生和发展的重要危险因素之一。烟草的使用量和持续时间与糖尿病下肢动脉病的发生、发展有直接关系,吸烟者较非吸烟者糖尿病下肢动脉病风险增加 1.69 倍。应劝告每一位吸烟的糖尿病患者戒烟或停用烟草类制品,减少被动吸烟,对患者吸烟状况以及尼古丁依赖程度进行评估,提供戒烟咨询,必要时加用药物等帮助戒烟。

6. 减压鞋与减压支具　不可拆卸的减压装置和减压鞋对于糖尿病足底溃疡的预防和治疗有明显的效果,基于足跖压力和足部形状设计和制造的矫形减压器更有效预防和减少高危患者足溃疡发生。建议根据患者的实际情况选择合适的减压装置来预防足溃疡。

7. 足真菌感染的处理　足癣较轻的患者可以局部使用抗真菌药物;在混合细菌和真菌感染的情况下,单独使用克霉唑和酮康唑可能会加剧细菌感染,特比萘芬可能更适用。需注意降糖药与抗真菌药物之间的相互作用,在使用时要谨防血糖的过度降低。

（杜锦霞　彭　飞）

第四节

静脉性溃疡护理方案

一、简述

下肢静脉溃疡(venous leg ulcers,VLUs)是发生于腿部或足部受静脉高压影响区域的开放性皮肤病变,也是最常见的下肢溃疡病变。各种原因引起的大隐静脉循环血流障碍和(或)静脉阻塞引起的血液回流受阻,可导致静脉压增高,引起局部血液循环和组织吸收障碍、代谢产物堆积、组织营养不良、下肢水肿和皮肤营养改变,引起静脉性溃疡。

下肢静脉溃疡占所有下肢溃疡的 80%～90%。流行病学表明,无论男女均会出现静脉性溃疡(男女比例为 1∶1.25)。全球约有 700 万人患有下肢静脉疾病,200 万下肢静脉疾病患者将发展成静脉溃疡。在中国,下肢静脉疾病的患病率为 8.89%,即有近 1.2 亿的患者。每年新发病率为 0.5%～3.0%,其中静脉性溃疡占 1.5%。正确应用压力疗法是治疗慢性静脉功能不全和 VLUs 的基础。然而,约 60% 的 VLUs 在压力治疗 12 周后仍未愈合,约 70% 在愈合后 3 个月内复发,65 岁以上的静脉溃疡患者,创面往往长期不愈。在美国,静脉溃疡患者的保健费用约为 140 亿美元/年。静脉溃疡引起的疼痛、活动能力下降、工作能力丧失等给患者及家属带来沉重的经济心理负担,严重影响了患者的生活质量。

下肢静脉溃疡具有处理难度大、治愈时间长、患者要求高、缺乏统一的护理标准等特点,在伤口清创、敷料选择、预后判断等环节都存在较大的护理风险。下肢静脉溃疡作为复杂性伤口之一,已成为临床护理较为棘手的问题,对其进行有效管理,是一项具有挑战性的工作。长久以来,下肢静脉溃疡的护理缺乏持续的高质量循证指南,直至 2014 年,《标准·方案·指南——全科医疗对下肢静脉溃疡的管理指南》发布;2016 年国际创面技术工作组在《国际下肢创面杂志》发布《优化下肢慢性创面愈合中的技术应用共识文件》,同年欧洲皮肤病学论坛(European Dermatology Forum,EDF)发布循证指南《下肢静脉溃疡的诊断和治疗》;2019 年,《中国慢性静脉疾病诊断与治疗指南》发布,美国伤口造口失禁护理学会发布《下肢静脉疾病患者创伤的管理》。目前,国内对于下肢静脉溃疡的管理尚未统一规范,诊断方法参差不齐,治疗方法多种多样,疗效千差万别,相关指南和共识文件中建议广大医务工作者规范诊断标准和疗效评估,这将对国内下肢静脉溃疡的诊断、治疗、预防及科研有着不可估量的作用。

二、诊断方法

(一) 病史询问和体检

通过详细的病史询问和体检,了解疾病的临床症状和体征。下肢静脉溃疡的危险因素包括年龄增长;女性;脂肪性皮肤硬化;既往有溃疡病史;慢性静脉疾病或溃疡家族史;肥胖;静脉血栓栓塞史;身体活动少(如下肢骨骼或关节疾病、职业性、久坐的生活方式);多胎妊娠;严重的腿部损伤或创伤。

（二）传统的检查方法

1. 大隐静脉瓣膜功能试验(Trendelenburg 试验) 即屈氏试验,用来判定隐股静脉瓣膜和大隐静脉瓣膜功能是否完善,对推断穿通静脉有无功能不全有一定意义,但不能说明大隐静脉曲张是原发性还是继发性(图 1-4-1、图1-4-2)。

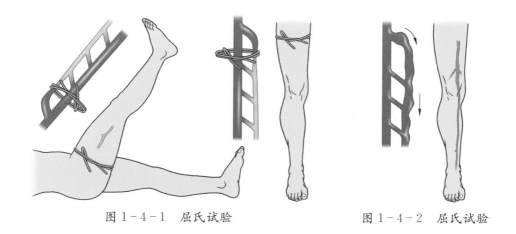

图 1-4-1 屈氏试验   图 1-4-2 屈氏试验

2. 深静脉通畅试验(Perthes 试验) 即潘氏试验,用来判断深静脉是否通畅,但不能确定病变部位、范围和程度(图 1-4-3)。

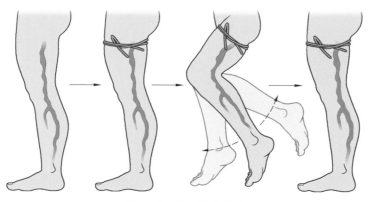

图 1-4-3 潘氏试验

3. 穿通静脉瓣膜功能试验（Pratt 试验）　可依次检查下肢任何节段是否存在反流的穿通静脉,但无法准确定位。

此三种检查方法可用于门诊初步筛查,但不能作为诊断和指导治疗的依据。

(三) 彩色多普勒超声检查

血管多普勒超声检查(图 1-4-4)可以明确诊断静脉有无阻塞和反流,能提供可靠的诊断依据,安全、无创、方便、重复性强、准确率高,是静脉疾病首选的辅助检查手段。对于髂外静脉、股静脉、腘静脉的阻塞,诊断的阳性率和准确率高。但对于髂总静脉的显示,由于受到骨盆及肠道气体的影响,准确率较低(约 60%)。

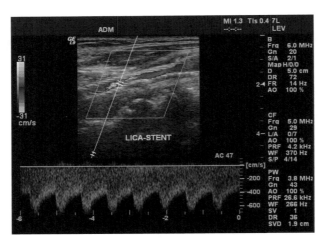

图 1-4-4　静脉超声

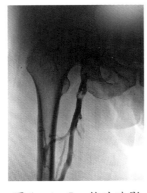

图 1-4-5　静脉造影

(四) 静脉造影

静脉造影(图 1-4-5)是检查静脉系统病变的有效方法,对于深静脉瓣膜功能不全、髂静脉受压、先天性下肢静脉发育畸形有不可替代的优势,能够直观地反映出下肢静脉的形态、病变或阻塞的部位以及反流的程度。临床有顺行造影或逆行造影两种。如彩超高度怀疑反流或梗阻但诊断不明确,以及在介入治疗前,可根据具体情况选择顺行造影或逆行造影。

（五）CT 静脉造影（CT angiography，CTV）和磁共振静脉造影（magnetic resonance venography，MRV）

可用于静脉阻塞性疾病和先天性静脉疾病的诊断。具有简便易行、空间分辨率高、假阳性率低等优点。

（六）动态静脉压测定

在患者确诊为深静脉反流或回流障碍病变后，本检测可以了解静脉高压病情的严重程度。

（七）D-二聚体检测

适用于筛查急性下肢深静脉血栓患者，D-二聚体正常时，基本可排除急性深静脉血栓形成，其阴性预测值可达 97%。

（八）伤口拭子或活检的培养和敏感性

仅适用于下肢静脉溃疡有感染迹象、手术前、怀疑蜂窝织炎的患者。非典型特征的溃疡提示恶性肿瘤（包括边缘外翻的真菌性外观）；长期或非典型溃疡的患者，以及那些治疗无效的患者可进行皮肤活检，以排除恶性肿瘤和血管炎。

三、评估方法

要进行下肢静脉溃疡的有效管理，科学、合理、翔实的伤口评估尤为重要。但目前针对下肢静脉溃疡伤口评估的研究较少，多停留于普通伤口的整体评估。由于下肢静脉性溃疡是一种以慢性静脉功能不全（chronic venous insufficiency，CVI）为基础的下肢组织病理性改变，是 CVI 最严重的临床表现。相关指南和共识推荐使用下肢静脉疾病相关量表进行分类和评估，在此我们介绍四种用于评估下肢静脉疾病的量表，此外，还有踝肱指数（ankle brachial index，ABI）的测量方法和意义。

（一）CEAP 分级

2016 年欧洲皮肤病学论坛工作组建议在下肢静脉溃疡全病程使用 CEAP 分级评估，使用简单的图纸，对下肢静脉溃疡的数量、分布、大小、深度和外观的照片进行记录，这有助于监测溃疡的进展。CEAP 分级评估是指对发生慢性静脉疾病的肢体按：①临床征象（C）；②病因学分类（E）；③解剖学分布（A）；④病理生理学表现（P）4 个方面进行分类，其细节和轻重程度具体总结于表 1-4-1。

表 1-4-1　CEAP 分级

C	Klinische Zeichen（临床征象）	无症状型、症状型；0~6 级
E	Atiologische Klassifikation（病因学分类）	先天性、原发性、继发性
A	Anatomische Verteilung（解剖学分布）	浅静脉、深静脉、穿通静脉
P	Pathophysiologie（病理生理学表现）	反流或阻塞

C 临床征象：存在慢性静脉疾病的下肢按客观临床征象分为 0~6 级，由此可区分为无症状型还是症状型

C0	无可见或可触及的静脉疾病
C1	蜘蛛网样静脉曲张（besenreiser-varizen）、环状静脉扩张（corona phlebektatika）
C2	静脉曲张
C3	水肿而无皮肤改变
C4a	皮肤改变（色素沉着、淤血性湿疹）
C4b	皮肤改变（皮肤脂质硬化、皮下组织炎）
C5	皮肤改变和溃疡性瘢痕
C6	爆发性下肢溃疡
S	症状（包括疼痛、收紧感、皮肤刺激感、沉重感、肌肉痉挛等反映静脉障碍的不适）

A 无症状

E 包括先天性、原发性、继发性在内的静脉疾病病因

Ec	先天性（congenital）
Ep	原发性（primary）
Es	继发性（secondary）
En	未发现静脉原因
As	浅（superficial）静脉
Ap	穿通（perforator）静脉
Ad	深（deep）静脉
An	未发现病变静脉

P 病理生理学分类（引起不适的原因）

Pr	反流（reflux）
Po	阻塞（obstruction）
Pro	反流并阻塞（reflux and obstruction）
Pn	未发现静脉病理生理学异常

（二）静脉疾病临床严重程度评分（venous clinical severity scoring, VCSS）

美国静脉论坛根据临床严重程度对静脉疾病制定了评分方法，于 1996 年首次发表该评分，但并未包括静脉曲张，2000 年又将评分做了进一步改进和扩展（见表 1-4-2）。有人认为这是 CEAP 分类的补充，评分包括 10 项由临床症状和体征组成的属性，并按轻重分为 0～3 级，属性和分级所对应的点为一个分值，该评分系统范围为 0～30 分，分值越高表示病情越重。

表 1-4-2 静脉疾病临床严重程度评分

	属性	无＝0	轻微＝1	中等＝2	明显＝3
1	疼痛	无	偶然出现，对活动无影响，无需镇痛药	站立时出现，对活动影响轻微，偶需镇痛药	每日均可出现，对活动影响明显，常需镇痛药
2	静脉曲张[a]	无	少量侧支静脉发生曲张改变	多处静脉发生曲张改变，大小腿部位大静脉可见曲张	大小腿部位静脉曲张明显，或大小隐静脉发生曲张
3	静脉水肿[b]	无	夜间踝部水肿	午后见延伸至踝上方的水肿	晨间即见延伸至踝上方的水肿，需特别看护或抬高腿部
4	色素沉着[c]	无或仅见局部颜色很淡的棕色素沉着	棕色陈旧性色素沉着灶，弥漫但散在分布	在小腿下 1/3 呈护腿样弥漫性分布，可见红色新发色素沉着灶	超过小腿下 1/3 呈大片状分布，可见红色新发色素沉着灶
5	炎症	无	位于溃疡边缘的轻度皮下组织炎症	累及小腿下 1/3 大部分周径的中度皮下组织炎	累及小腿下 1/3 或更广的皮下组织炎，或伴有明显的静脉瘀滞性湿疹
6	硬化灶	无	局灶性分布于踝周（<5 cm）	分布于小腿内外侧，未及下 1/3	至少达小腿下 1/3 或更广
7	溃疡数目	0	1	2	>2
8	溃疡时间	无	3 个月以内	3 个月～1 年	1 年以上

续　表

	属性	无=0	轻微=1	中等=2	明显=3
9	溃疡大小[d]	无	直径<2 cm	直径2～6 cm	直径>6 cm
10	加压治疗	无需应用加压长筒袜	仅偶尔需应用加压长筒袜	在部分时间需应用加压长筒袜	全部时间均需应用加压长筒袜

注:a.直径大于4 mm的静脉视为曲张。b.需将水肿定性为静脉原因,其特性为固定、多粒、海绵样感,程度受站立体位或腿部抬高影响,结合临床可变的原因(如明确的静脉曲张或深静脉血栓形成病史);水肿的另一个特点应为规律性出现,偶尔出现或完全孤立存在的水肿不应列入本评分系统。c.曲张静脉部位的点状色素沉着不视为色素沉着病灶,故不包含在此评分系统内。d.为最大溃疡在其累及范围内的最大直径。

(三) Hach 硬化-筋膜评分

在慢性静脉瘀滞综合征的理论基础上,Hach 将其发展为筋膜外科学,并于1994年由此制定了硬化-筋膜评分(Sklerose-Faszien-Score,SFS)。这一评分共4级,深刻反映 Widmer 提出的下肢静脉功能不全历史原型,根据 Hach 的设计,该评分的每一级别代表的是可选择的不同治疗方式。表格内容详见表1-4-3。

表 1-4-3　Hach 硬化-筋膜评分

分级	定　义
1	水肿倾向,为可逆、位置不固定的水肿,可有瘢痕、色素沉着、静脉曲张,但无组织硬化
2	皮肤和皮下组织变硬,呈皮肤脂质硬化,可有溃疡出现,但通过保守治疗可痊愈
3	皮肤、皮下组织和环绕小腿的筋膜发生硬化性组织改变,溃疡形成且迁延不愈,并出现病理性室内压升高
4	环绕于小腿的皮肤、皮下组织和筋膜发生硬化性组织改变,并出现沿小腿扩展的溃疡

(四) TIME - H 评分原则

《标准·方案·指南——全科医疗对下肢静脉溃疡的管理》指南中介绍包含 TIME 概念和 A2BC2D 方法的简短实用指南,帮助全科医生和护士对慢性下肢静脉溃疡患者开展基于循证医学的照护。TIME 为创面处理过程中创床准备四项原则方法的首个英文字母的缩写,即:T 指清除创面坏死组织

（tissue）；I 指控制炎症、减轻感染（infection/inflammation）；M 指保持创面正常的湿度为肉芽组织生长和创面上皮化创造条件（moisture）；E 指去除创缘迁移受损的表皮（epidermis）。TIME 原则作为一个有价值的创面处理指导工具受到临床医务工作者的好评，并应用与临床实践，至今仍在慢性伤口的前沿管理中保留。2014 年该指南对 TIME 概念进行了修订，提出了一个个体化的管理计划，用于对下肢静脉溃疡的管理，随后 Ligresti 和 Bo 提出了 TIME－H 的概念，根据伤口的局部情况和患者的总体情况判断慢性伤口的预后，可预测伤口愈合时间以及计划个体化治疗方案，本文总结 TIME－H 评估方法见表 1－4－4，附全科医疗下肢溃疡的管理流程图（图 1－4－6）。

表 1－4－4 TIME－H 评估表

项目	创面坏死程度				是否存在炎症/感染				渗液				边缘是否有上皮再生				心理状况		经济状况		营养		年龄		诱发疾病		总分
评估情况	不存在	30%	60%	90%	不存在	污染	定植	感染	不存在	较少	较多	伴臭味	缺乏	缺乏30%	缺乏60%	缺乏90%	好	差	自给自足	非常贫穷	好	差	≤70岁	>70岁	无	有	
分值	0	1	2	3	0	1	2	3	0	1	2	3	0	1	2	3	0	1	0	1	0	1	0	1	0	1	

注：0～6 分为确定可愈合，7～12 分为不确定可愈合，13～17 分为难以愈合。患者溃疡位置和溃疡大小均应做好记录。

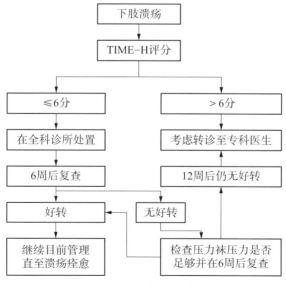

图 1－4－6 下肢溃疡的管理流程图

（五）踝肱指数

大多数慢性溃疡发生在下肢,据统计 10%～18% 的下肢静脉疾病患者合并动脉功能不全。踝肱指数测定能够可靠地鉴别下肢静脉性溃疡和缺血性溃疡。

测定 ABI 时患者应处于仰卧位静息状态下,使用 8 MHz 或 5 MHz 的多普勒超声探头,血压袖带放置在多普勒探测点 10 cm 以内的地方。双侧肱动脉收缩压中较高的数值与胫后动脉或足背动脉的压力数值之比为踝肱指数。ABI 比值代表的意义如下:比值在 0.9～1.3 为正常范围;比值＜0.9 意味着存在动脉性疾病;比值≤0.5 代表着伴有严重的外周动脉疾病;比值≥1.3 的糖尿病患者应该辅助多普勒超声检查以排除假性高比值(如动脉严重钙化或动脉瘤)。ABI 比值对于下肢静脉溃疡患者压力治疗选择的意义见于表 1-4-5。

表 1-4-5　ABI 比值与压力治疗的关系

踝肱指数（ABI）	压力治疗的选择
ABI≥0.80	提示下肢静脉溃疡患者可以行压力治疗
0.50＜ABI＜0.80	适当行压力治疗,但压力系数应降低
ABI＜0.50	避免所有形式的压力治疗

ABI 检测在文献中被广泛涉及,用来确定患者是否有周围动脉疾病,并确定压力治疗是否合适。如果患者存在外周动脉疾病(如 ABI＜0.8 或＞1.2)、慢性静脉性溃疡、复发性下肢静脉溃疡、耐受性差等情况,应尽早转诊给其他血管外科专科医生或专家。

四、分期描述

目前针对下肢静脉溃疡伤口系统性评估研究较少,多停留于普通伤口的整体评估,本文针对下肢静脉溃疡伤口采用基于创面基底颜色的分期评估系统进行评估,即根据创面基底不同分期特点进行评估,详见表 1-4-6。

黑期(坏死期)指创基牢固覆盖有较多黑色干性坏死组织或焦痂,渗出液少。

黄期(炎性渗出期)指创基坏死组织较少,炎症性渗出为主,组织水肿呈黄色腐肉状,见少量肉芽组织。

红期(肉芽生长期)指创基新鲜肉芽组织增生,填充创面缺损。

表 1 - 4 - 6　下肢静脉溃疡分期

分期	皮肤描述	实例
黑期 (坏死期)	指创基牢固覆盖有较多黑色干性坏死组织或焦痂,渗出液少	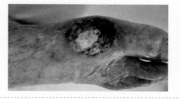
黄色期 (炎性渗出期)	指创基坏死组织较少,炎症性渗出为主,组织水肿呈黄色腐肉状,见少量肉芽组织	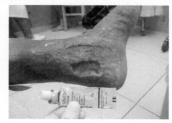
红期 (肉芽生长期)	指创基新鲜肉芽组织增生,填充创面缺损	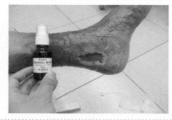
粉期 (上皮形成期)	指肉芽组织基本填满创基,上皮细胞增殖、爬行,重建皮肤保护屏障	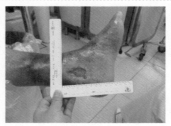

粉期(上皮形成期)指肉芽组织基本填满创基,上皮细胞增殖、爬行,重建皮肤保护屏障;感染创面可呈绿色,产生很浓的臭味,渗出液多。

CEAP 分类和静脉疾病临床严重程度评分可作为这里的补充。

五、护理方案

(一) 下肢静脉溃疡护理方案

1. 处理流程　见图 1 - 4 - 7。

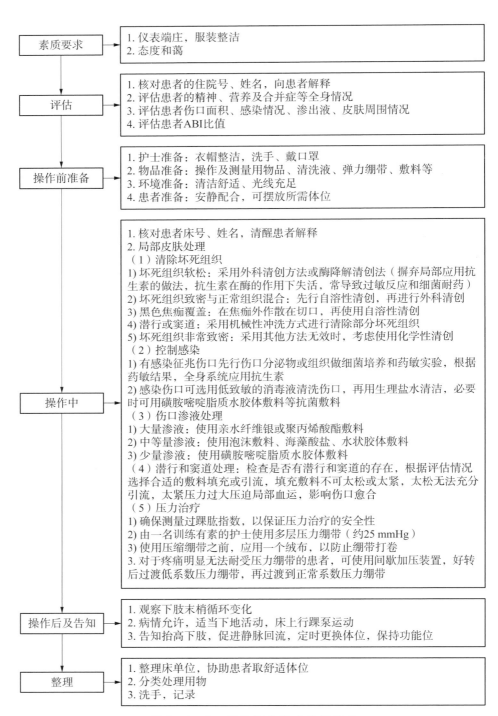

图 1-4-7 下肢静脉溃疡处理流程

2. 下肢静脉溃疡的伤口敷料选择　新型伤口敷料就起作用特点可分为被动型、主动型和交互型。被动型敷料就是传统的纱布敷料，需每次多次定时加水湿润，或外面敷以封闭型敷料才能达到保持伤口持续湿润的效果。这种敷料的缺点很明显，伤口水分蒸发的同时温度降低，温度降低至 36℃ 以下影响细胞的物质代谢，从而影响伤口愈合。这种情况下多选用封闭型敷料，可起到较长时间的保湿作用。交互型敷料的外层，贴有液体不能透过但不影响伤口与周围环境进行气体交换的半透性薄膜，伤口的渗液被敷料吸收，必要时还可以向伤口释放，这是"交互"的由来。表 1-4-7、表 1-4-8 中列出了各种常见敷料特性及有效成分、伤口敷贴的种类及作用方式，在实际应用中可根据伤口渗出的多少、感染情况和气味的轻重选择合适敷料。

表 1-4-7　各种常见新型敷料特性及有效物质一览表

敷料特性	有效物质	产品举例
具有很强吸收渗出液及分泌液能力	亲水纤维银、泡沫敷料、海藻酸盐	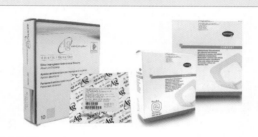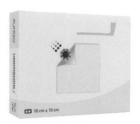
可释放水分，适合覆盖纤维蛋白和坏死组织的干伤口	水凝胶、水胶体	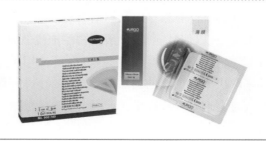

续　表

敷料特性	有效物质	产品举例
含抗菌物质	含银离子	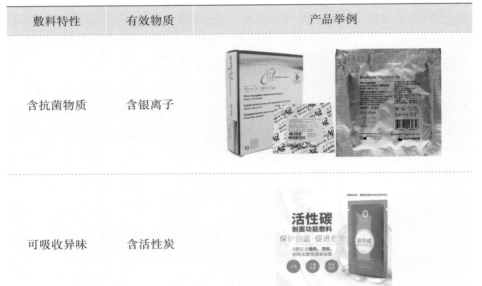
可吸收异味	含活性炭	

表 1-4-8　常见新型伤口敷料的种类及作用方式

种类	作用方式	举　例
被动型伤口敷料	不封闭	纱布、纤维网、油纱等
	封闭	聚氨酯薄膜
交互型伤口敷料	半通透性	水状胶体、水状聚合物、海藻酸盐、水凝胶、含碳敷料、含抗菌物质敷料、酶活性伤口敷料
主动型伤口敷料	含有特有的活性物质	含玻璃酸的伤口敷料、蛋白酶调节活性敷料、含生长因子的敷料

　　在下肢静脉溃疡的伤口管理中,使用敷料和多层压力绷带保持平衡湿润的微环境,以促进愈合,一般无需浸泡皮肤;低黏附性敷料通常推荐使用泡沫、海藻酸钠、水胶、水凝胶或薄膜;也可使用负压疗法;伤口清洁、换药和包扎的频率取决于渗出液的量和溃疡愈合的阶段;没有证据支持定期使用局部抗菌剂或防腐剂可以根除细菌定植;在选择敷料类型时,需考虑成本、经验和患者偏好,以确保良好的依从性;润肤剂和温和的皮肤清洁是维持周围皮肤健康

的关键。当下肢静脉溃疡愈合缓慢时，应考虑接触性过敏，通常表现为湿疹。有证据表明，静脉高压本身也会引起湿疹，考虑接触性皮炎时，应对伤口的一系列过敏原进行测试，如脂质药膏、局部抗生素、伤口敷料、压力绷带等。

(二) 压力治疗

压力疗法，是一种由弹性或非弹性装置或改良装置组成的系统，该系统提供特定范围的分级压力，最高区域在脚踝，应由经过培训的护士作为主要治疗者应用或监督，来促进下肢静脉溃疡愈合。用以静脉疾病治疗的标准绷带是低伸缩性绷带(图1-4-8)，其物理学特性促使它成为静脉疾病治疗领域的主流。其最大缺点是技术上较难掌握，放置困难且放置后难以长时间维持。

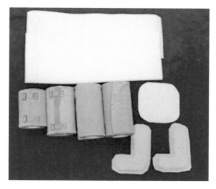

图1-4-8 低伸缩性绷带

基于多个随机对照试验的证据，指南建议采用压力疗法作为下肢静脉溃疡的基础治疗方法。来自随机对照试验的高质量证据表明：多组分压力绷带提供了35~40 mmHg的持续压力，可以治愈大部分静脉腿溃疡。有低到中等质量的证据表明，压力袜(图1-4-9)、间歇性压缩气泵(图1-4-10)、自粘性压力绷带也能有效地治疗下肢静脉溃疡。如果ABI提示有外周动脉疾病(即ABI<0.6)，应避免所有形式的压迫。美国静脉论坛及血管外科学会在《静脉曲张和相关静脉疾病临床实践指南》中明确给出了为避免溃疡复发，推荐在压力治疗基础上为患者实施曲张静脉手术干预治疗，《下肢静脉曲张术后压力治

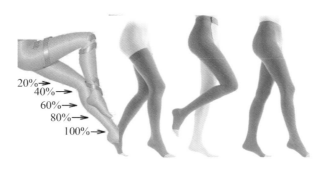

20%
40%
60%
80%
100%

图1-4-9 梯度压力袜

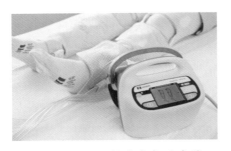

图 1-4-10　间歇充气压力泵

疗指南》也推荐静脉溃疡患者术后进行压力治疗，认为术后压力治疗和不采取任何压力治疗措施相比，能更好地促进静脉溃疡愈合，避免溃疡复发，脚踝处压力最好是 25～35 mmHg 的持续压力。建议下肢压力治疗应限于患者 ABI＞0.5 或踝部动脉血压＞60 mmHg（1 mmHg＝0.133 kPa）的情况下进行。

(三) 疼痛护理

慢性创面往往伴有疼痛，必须明确患者疼痛是和下列哪种因素相关：创面成因、换药、创面清洗、清创。疼痛评价量表（图 1-4-11）是评价急性疼痛的有力武器。这些量表可以快捷地评价疼痛强度指数，并且客观、简便、无创、有效。疼痛等级量表包括语言评价量表、数字评价量表、视觉模拟量表。高质量证据表明，与最好的局部护理相比，缓释布洛芬的泡沫敷料可以更好地缓解疼痛（图 1-4-12）。几乎没有任何高质量的文献推荐局部使用吗啡、含有利多卡因的敷料或者水胶体敷料。

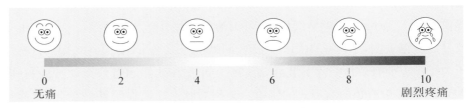

| 0 | 2 | 4 | 6 | 8 | 10 |
| 无痛 | | | | | 剧烈疼痛 |

图 1-4-11　疼痛评估表

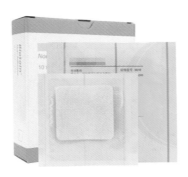

图 1-4-12　缓释布洛芬的泡沫敷料

六、健康教育

26%～69%的患者下肢静脉溃疡在 12 个月内复发,在图宾根研究中显示外用疗法的依从性为 77%,口服药物的依从率为 67%,加压疗法却仅为 47%。要做到溃疡持续有效管理,促进溃疡愈合,防止溃疡复发,需做到如下防控措施。

(一)良好的生活习惯

规律作息,避免跷二郎腿,女士避免穿高跟鞋,久站久坐。戒烟、控制体重是必要的,预防慢性咳嗽,避免持续的腹腔内高压。平卧位时抬高下肢,抬高至高于心脏 30°,以有效促进静脉回流。

(二)饮食指导

尤其是合并感染性溃疡的患者,要增加高蛋白质、高热量、高维生素食物的摄入,增强机体免疫力,防止出现贫血和低蛋白血症。

(三)心理建设

慢性伤口的愈合是一个复杂、长久的过程,教育并激励患者参与到尽可能多的治疗环节,有抑郁、睡眠障碍、其他疾病的患者,应同步有效治疗,提高患者治疗的依从性。

(四)皮肤护理

鼓励患者行每日皮肤清洁计划,可用温和的肥皂、温白开水或盐水清洁皮肤,保持皮肤洁净。对于干燥皮肤,可使用润肤剂滋润皮肤。日常活动中防止碰撞和皮肤外伤,避开已知的局部致敏物质。压力治疗期间,定期检查皮肤完整性,观察溃疡愈合进程。

(五)压力治疗指导

压力治疗用以治疗、预防下肢静脉溃疡和预防溃疡的复发,根据实际案例选择个性化压力治疗;疼痛明显的患者,规律使用间歇充气装置慢慢过渡到适当压力的弹力绷带治疗,最终过渡至穿戴梯度减压弹力袜(溃疡袜),研究表明这可以提高患者行长期压力治疗的依从性。患者常因不能自行更换压力绷带而颇感不便,梯度减压弹力袜可以克服这一缺点。

(六)运动疗法

积极的运动治疗可提高静脉溃疡愈合率。静脉疾病运动治疗的前提是事先确定患者的踝部血压在 60 mmHg 以上。德国静脉协会指南中规定,慢性静脉功能不全所采取的物理治疗包括行走训练、医疗体操、小腿关节活动训练、手法促进淋巴回流,有条件可利用仪器设备行间断加压治疗。制定规律的体育活动计划和阻力运动,如竞走、骑行、舞蹈、静脉悬带训练等,以改善小腿肌肉泵功能,加快溃疡愈合时间降低疼痛。

(七) 口服药物

下肢静脉溃疡患者可以行全身系统的药物治疗,尤其是患者情况不适合行物理治疗时。药物治疗常包含的有效成分有黄酮类物质、皂角苷、香豆素类、麦角类、合成物质等。规律用药,了解药物作用及不良反应是必要的。

(沈谢冬　席淑华)

第五节

动脉性溃疡护理方案

一、简述

动脉性下肢溃疡常与下肢和足部血液循环不佳有关,为下肢重度缺血(critical limb ischemia,CLI)的代表性临床表现。动脉硬化闭塞症(arteriosclerosis obliterans,ASO)是导致下肢重度缺血的首要病因,发生动脉粥样硬化时,脂质物质在血管壁沉积,造成血管狭窄,血液高胆固醇水平常是其原因,而吸烟和高血压可以加重病情。病变动脉影响血液循环,无法将氧气和营养物质输送到下肢和足部,导致组织破溃。另外血栓闭塞性脉管炎也是我国局部区域的高发病。实际工作中,单纯表现为静息痛的下肢重度缺血患者并不常见,多数患者进展至肢端溃疡或坏疽才得以诊治。据国外流行病学调查,发达国家每年新发 CLI 患者(500～1 000 例)/100 万人,每年截肢率和病死率均超过 20%,同时溃疡患者截肢率远高于静息痛患者。由此可见其危害的严重性和正确诊治的迫切性。对动脉缺血性创面的管理,血运重建是根本,开通缺血区域靶血管,缺血性创面的治疗效果总体满意;此外还需要多管齐下、多措并举,控制、改善诸多相关因素,促使创面愈合。这其中就包括伤口专科护士对伤口的评估、计划,对患者及家属的培训/咨询以及对伤口愈合情况的不断评价。

二、评估方法

动脉性溃疡与静脉性溃疡同属血管性溃疡，与糖尿病足、压力性损伤同属慢性伤口。对于动脉性伤口的评估工具主要包括慢性伤口的通用评估工具及腿部溃疡评估工具。

(一) 通用评估工具

通用评估工具是指适用于评价所有慢性伤口愈合状态的工具，主要有压力性损伤愈合计分量表和 TIME-H 量表。

1. 压力性损伤愈合计分量表(pressure ulcer scale for healing，PUSH)该量表(表1-5-1)由美国压力性损伤专家咨询组于 1997 年基于证据制定，旨在监测和记录伤口愈合的进程。它包括面积(长×宽，以 0～10 分计分)、渗液量(以 0～3 分计分)和组织类型(以 0～4 分计分)3 个项目，总分为 3 个项目分数之和，范围 0～17 分，0 分表示伤口愈合，分数越高表示伤口越严重。PUSH 临床使用非常广泛，现不只局限于压力性损伤，还用于评估各类慢性伤口如糖尿病足和静脉溃疡。Hon 等采用 PUSH 测量 47 例压力性损伤、28 例糖尿病足溃疡和 23 例静脉溃疡患者伤口的变化，表明 PUSH 也是监测和记录糖尿病足和静脉溃疡进展情况的有效评估工具。PUSH 不包含对伤口深度的测量，只适合非专业的伤口护士如社区护士进行测量，它无法代替深入的伤口评估来指导治疗计划和临床决策。

2. TIME-H 量表　该工具(参见表1-4-4)将 TIME 原则和影响伤口愈合的全身因素作为评价项目，TIME 原则包括 4 部分，T 为清除坏死组织(面积)，I 为控制感染，M 为保持创面湿度平衡，E 为边缘生长，每项计分 0～3 分，分数越高代表伤口床环境越不好；H 包括整体情况、精神状况、自我照顾、营养、年龄、易感染疾病 6 项，每项计 0～1 分。TIME-H 量表总分 18 分，0～6 分代表伤口会愈合，7～12 分代表伤口不一定会愈合，13～17 分代表伤口难以愈合。

(二) 腿部溃疡评估工具

腿部溃疡评估工具(leg ulcer measurement tool，LUMT)是为测量下肢溃疡变化而设计的评估工具。该工具包括 14 个由医生评估的项目(渗出物类型和数量、尺寸、深度、潜行、坏死组织类型及数量、肉芽组织类型和数量、边缘、皮肤活性、腿部水肿类型、水肿位置、生物负荷评估)和 3 个由患者或代理人评估的项目(疼痛程度、频率和生活质量)。每项以 0～4 分计分，医生评估的项目总分为 0～56 分，0 分表示伤口愈合。

表 1-5-1 压力性损伤愈合计分量表
——PUSH 测评表

项目	评分及依据						日期及各项目得分		
	0	1	2	3	4	5			
压力性损伤面积 长×宽(cm²)	0	<0.3	0.3~0.6	0.7~1.0	1.1~2.0	2.1~3			
		6	7	8	9	10			
		3.1~4.0	4.1~8.0	8.1~12.0	12.1~24	>24			
渗液量	0 无	1 少量	2 中量	3 大量					
创面组织类型	0 闭合	1 上皮组织	2 肉芽组织	3 腐肉	4 坏死组织				
总分									
评估者									

使用说明：

(1) 评估范围：分别观察和测量压力性损伤的创面，渗出和伤口床组织类型等，并进行评分。3 个项目相加所得到的总分用于评估患者压力性损伤伤口愈合过程中是否好转或恶化。当存在多处压力性损伤时，可在每个项目评分栏内标注①②③……等表示每处压力性损伤，并标明分值，但每处评估者均应明确①②

③……所指部位，以防影响评估准确性。

(2) 评估频次：院外带入压力性损伤患者入院时，住院患者发生压力性损伤初次评估时进行首次 PUSH 评分；压力性损伤患者在院期间每周进行评估至少

1 次；压力性损伤痊愈时或住院期间压力性损伤未愈者于出院前进行出院评估。

(3) 压力性损伤面积(长×宽)：以患者身体的头至脚为纵轴，与纵轴垂直为横轴，以纵轴最长值表示伤口的长度，横轴最长值表示宽度，计算长×宽以估计压力性损伤的面积(单位：cm²)。

(4) 渗液量：任揭除敷料未进行创面清洗或擦拭之前评估渗液量。

(5) 创面组织类型：

4 分—坏死组织：黑色、棕色、棕黑色组织牢固附着在伤口床或伤口边缘，与伤口周围皮肤附着牢固或者松软。

3 分—腐肉：黄色或白色组织以条索状或浓厚结块粘附在伤口床，也可能是粘液蛋白。

2 分—肉芽组织：粉色或牛肉色组织，有光泽，湿润得像颗粒状表面。

1 分—上皮组织：浅表性溃疡，有新鲜的粉色泽组织生长在伤口边缘，或如数个小岛分散在溃疡表面。

0 分—闭合或新生组织：伤口完全被上皮组织或重新生长的皮肤覆盖。

（三）血管评估方法

1. **物理检查**　观察末梢循环：观察肢体色泽，触诊末梢动脉搏动、皮肤温度，观察毛细血管再灌注时间。动脉缺血患者肢体皮温降低，皮肤色泽苍白呈蜡样改变，动脉搏动减弱，毛细血管再灌注时间延长。

2. **肢体抬高试验（Burgers 试验）**　患者平卧，患肢抬高 45°，3 分钟后观察足部颜色变化（图 1 - 5 - 1）。试验阳性者，足部皮肤呈苍白或蜡黄色，特别是足趾和足掌部分，指压时愈加明显，自觉麻木和疼痛；然后让患者坐起来，下肢自然下垂于床边，中部皮肤色泽逐渐出现潮红、斑块状或发绀。实验阳性者提示患肢有严重供血不足。

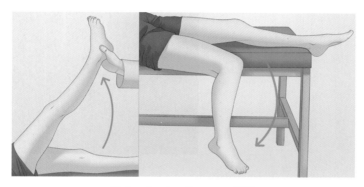

图 1 - 5 - 1　Burgers 试验

3. **踝肱指数测定**　踝肱指数测定是血管外科最常用、最简单的一种检查方法，通过测量踝部胫后动脉或胫前动脉以及肱动脉的收缩压，得到踝部动脉压与肱动脉压之间的比值（图 1 - 5 - 2）。正常人休息时踝肱指数的范围为 0.9~1.3。低于 0.8 预示着中度疾病，低于 0.5 预示着重度疾病。间歇性跛行的患者踝肱指数多在 0.35~0.9，而静息痛的患者踝肱指数常低于 0.4，一般认为这样的患者若不积极治疗将可能面临截肢的危险。当踝肱指数大于 1.3 则提示血管壁钙化以及血管失去收缩功能，同样也反映严重的周围血管疾病。

4. **血管超声检查**　通过二维超声图像可以测量内中膜厚度、斑块大小、明确斑块性质，结合彩色多普勒成像及频谱多普勒可以诊断动脉狭窄或闭塞的部位和程度。超声检查属无创性检查，检出率高、实时动态、方便快捷、可重复，门诊即可完成。近年来，由于设备性能不断提高，图像清晰度也随之改善，从而使诊断准确性达到很高的水平。但超声检查的准确性依赖仪器及操作者的水平,因此尚有一定的局限性。

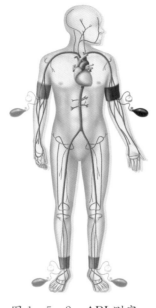

图 1-5-2　ABI 测定

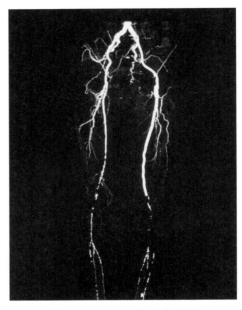

图 1-5-3　下肢动脉 CTA

5. 计算机断层动脉造影(CTA)　CTA 是下肢动脉硬化性疾病术前常用的无创性诊断方式(图 1-5-3),对远端小动脉的显影有时不理想。通过阅读横断面原始图像,可以提高诊断准确性。

6. 磁共振动脉造影(MRA)　MRA 也是 ASO 术前常用的无创性诊断方法,可显示病变血管的解剖部位和狭窄程度。但 MRA 图像有时会夸大动脉狭窄程度,体内有铁磁性金属植入物时不适合行 MRA。缺点是扫描时间长、老年或幼儿患者耐受性差。

7. 数字减影血管造影(digital subtraction angiography,DSA)　DSA 可以准确显示病变部位、性质、范围和程度,目前仍然是诊断 ASO 的金标准。作为一种有创检查,有一定的并发症发生率。随着 CTA 和 MRA 成像技术的提高,DSA 较少单独用于诊断。通常可以通过无损伤检查提供初步诊断资料,必要时再行 DSA。在 CTA 和 MRA 成像不佳、不能明确诊断时,DSA 仍是最为重要的检查手段。

三、分期描述

(一) 按照疾病分期

对于下肢动脉溃疡伤口的分期一般没有具体描述,主要根据原发疾病(ASO)进展分期,下肢 ASO 的严重程度可根据 Fontaine(表 1-5-2)分期和 Rutherford 分类法(表 1-5-3)。

表 1-5-2 下肢 ASO 的 Fontaine 分期

分期	临床表现
Ⅰ期	没有症状的动脉硬化闭塞
ⅡA 期	早期的间歇性跛行
ⅡB 期	中度到重度的间歇性跛行
Ⅲ期	静息痛
Ⅳ期	出现了溃疡,组织坏疽等严重的并发症

表 1-5-3 下肢 ASO 的 Rutherford 分类

级别	类别	临床表现
0	0	没有症状的动脉硬化闭塞;
Ⅰ	1	轻度间歇性跛行,跛行距离为 500 m 以上
Ⅰ	2	中度间歇性跛行,跛行距离为 300~500 m
Ⅰ	3	重度间歇性跛行,跛行距离为 300 m 以下
Ⅱ	4	出现静息痛,即静息状态下也可出现下肢沉重、麻木、疼痛的症状
Ⅲ	5	少量组织缺损或者活动性溃疡
Ⅳ	6	大面积组织坏疽或缺损

(二) 按照伤口进展分类

1. 湿性坏疽(图 1-5-4) 多因肢端循环及微循环障碍引起,局部常有红、肿、热、功能障碍,严重者常伴有全身不适、毒血症或败血症等临床表现,痛觉常减退或消失。

(1) 湿性坏疽前期:常见肢端供血正常或不足,局部水肿,皮肤颜色发绀,感觉麻木、迟钝或丧失,部分患者有疼痛,足背动脉搏动减弱。

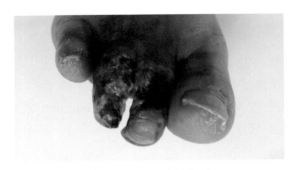

图 1 - 5 - 4　湿性坏疽

（2）湿性坏疽初期（溃疡期）：常见皮肤水疱、血疱、烫伤或冻伤、鸡眼或胼胝等引起的皮肤浅表损伤或溃疡，分泌物较少。病灶多发生在足背、足底等部位。

（3）轻度湿性坏疽：感染已波及皮下肌肉组织，或已经形成轻度的蜂窝织炎。感染可沿肌间隙蔓延扩大，形成窦道，脓性分泌物增多。

（4）中度湿性坏疽：深部感染进一步加重，蜂窝织炎融合形成大脓腔，肌肉、肌腱、韧带破坏严重，足部功能障碍，脓性分泌物及坏死组织增多。

（5）重度湿性坏疽：深部感染蔓延扩大，骨与关节破坏，可形成假关节。

（6）极重度湿性坏疽：足的大部或全部感染化脓、坏死，并常波及踝关节及小腿。

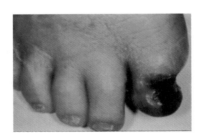

图 1 - 5 - 5　干性坏疽

2. 干性坏疽（图 1 - 5 - 5）　肢端动脉硬化、狭窄、管腔闭塞或动脉栓塞，导致阻塞动脉供血的远端肢体相应区域发生缺血、坏死，出现干性坏疽，其坏疽的程度与血管阻塞的部位和程度有关。较小动脉阻塞则坏疽面积较小，常形成灶性干性坏死，较大动脉阻塞则坏疽面积较大，甚至整个肢端完全坏死。

（1）干性坏疽前期：常有肢端动脉供血不足，患足凉，皮温低，肢端皮肤菲薄、干枯、麻木、刺痛或感觉丧失。出现间歇性跛行或静息痛，多呈持续性。

（2）坏疽初期：常见皮肤苍白、发绀，水疱、血疱或冻伤后形成浅表的干性痂皮。多发生在足趾末端或足跟部。

（3）轻度干性坏疽：足趾末端或足跟局灶性干性坏死。

（4）中度干性坏疽：少数足趾或足跟局部较大块干性坏死灶，已波及深部组织。

（5）重度干性坏疽：全部足趾或部分足由紫绀色变为灰褐色，继而变为黑色坏死，并逐渐与健康皮肤界限清楚。

（6）极重度干性坏疽：足的大部或全部变黑坏死，呈木炭样干尸，部分患者继发感染时，坏疽与健康皮肤组织间局部可见脓性分泌物。

3. 混合性坏疽　其特点是干、湿性坏疽的病灶同时发生在同一个肢端的不同部位。这种类型坏疽一般病情较重，溃烂部位多，面积大，常累及大部或全部肢端。感染严重时可有全身不适，体温及白细胞增高，发生毒血症或败血症。

四、护理方案

由于下肢缺血性溃疡最主要发病因素是缺血，因此在处理伤口的同时治疗原发疾病，开通血管，重建血运是伤口愈合的基础。

（一）下肢 ASO 的治疗及护理

1. 控制高危因素　戒烟是预防和治疗下肢 ASO 的重要措施之一。对于吸烟者应严格要求并督促其戒烟，如戒烟困难可在替代治疗辅助下完成。同时合并糖尿病、高血压等疾病的患者做好血糖、血压的监测及用药，建议糖尿病患者加强饮食管理，主动学习并掌握足部日常护理方法，养成足部自我检查习惯，选择合适的鞋袜，正确护理并治疗足部的擦伤、裂伤、溃疡等。

2. 药物治疗　他汀类药物主要适用于血中总胆固醇及低密度脂蛋白胆固醇（low density lipoprotein cholesterol，LDL－C）增高为主的患者。建议下肢 ASO 患者使用他汀类药物降脂治疗。应控制低密度脂蛋白（low density lipoprotein，LDL）水平＜2.6 mmol/L，对于具有缺血高风险的下肢 ASO 患者，建议控制 LDL 水平＜1.8 mmol/L。纤维酸衍生物类降脂药可用于合并高密度脂蛋白（high density lipoprotein，HDL）、正常 LDL 及高甘油三酯血症的下肢 ASO 患者。抗血小板药物共同的作用是抑制血小板活化、黏附、聚集和释放功能，从而产生预防血栓形成、保护血管内皮细胞、扩张血管和改善血液循环的作用。抗血小板治疗可以降低 ASO 患者心梗、脑卒中及血管源性死亡的风险。

3. 手术治疗　手术治疗方法主要为腔内治疗和开放手术。治疗下肢 ASO 的血管腔内技术较多，例如经皮球囊扩张成形术（percutaneous transluminal

angioplasty，PTA)（图1-5-6）、支架植入（图1-5-7）、斑块切除术、激光成形术、切割球囊、药物球囊、冷冻球囊以及用药物溶栓治疗或血栓切除（图1-5-8）等；开放手术是通过解剖旁路或解剖外旁路来重建病变部位血供。当需要通过手术重建主髂动脉血运时一般选用人工合成材料；需要重建腹股沟韧带以下肢体血运时，可以采用自体静脉或人工合成材料。理想的治疗应遵循个体化原则，综合考虑患者临床表现的紧迫性、伴发病和导致CLI的局部动脉解剖情况等。如肢体已经是终末期缺血或存在严重感染（如气性坏疽），此时紧急截肢是救命的唯一选择。

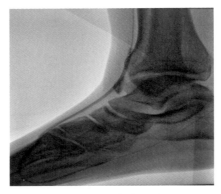

图1-5-6　球囊扩张

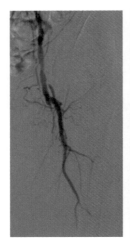
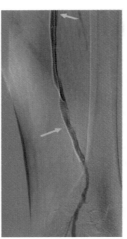
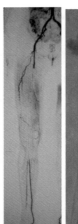
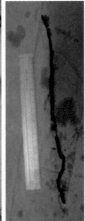
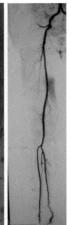

图1-5-7　支架成形　　　　图1-5-8　血栓切除

(二)下肢动脉溃疡伤口的处理

1. **抗感染** 对于存在感染的下肢缺血性溃疡,在细菌培养和药敏未出报告前需要根据患者的临床表现、生化指标、影像学检查等综合评估感染情况后经验性用药,在获得细菌培养和药敏结果后选择敏感抗生素。对于严重感染但药敏报告未出的患者,可联合两种抗生素以覆盖革兰阳性菌和阴性菌,在药敏报告出来后再调整抗生素。

2. **清创(图1-5-9)** 在血运重建前建议柔性清创而非机械清创。对创面分期分批蚕食清创,对已明确坏死的组织,及时清创,对于界限不清、难以确定是否完全坏死的组织暂时保留。对于失去生机的皮下组织、脂肪组织、筋膜、肌肉都应切除。对坏死的肌腱,为保留患肢功能,做最大限度的保留。对感染严重造成骨质破坏、骨髓炎者,可逐步清除坏死的碎骨片;对疑有厌氧菌感染或窦道较深、伤口脓性分泌物多、恶臭者,可用3%双氧水清洗;窦道必要时适时切开。

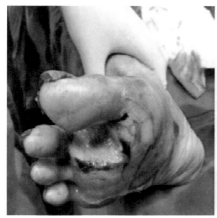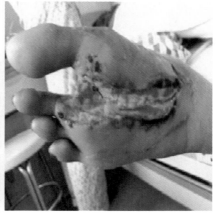

图1-5-9 清创前后

3. **创面修复**

(1)湿性敷料:在肉芽生长阶段,注意保持创面环境的湿润,建立肉芽生长的良好微环境。湿性敷料能够营造一个相对密闭、潮湿的环境,在创面局部的微环境形成低氧张力,这种低氧环境能明显促进创面成纤维细胞增生、刺激巨噬细胞释放生长因子以及加速新生血管形成,使创面愈合时间缩短。另外,湿性愈合疗法可以保护创面,隔绝外界环境中的微生物,降低感染率。湿性敷料主要包括水胶体、水凝胶、液体敷料等。

（2）封闭式负压伤口治疗（vacuum sealing drainage，VSD）：VSD 是以生物半透明膜为全密封材料，覆盖、封闭整个创面和腔隙，同时将引流管与负压源连接，使整个与 VSD 敷料相接触的创面处于一个全表面封闭负压引流状态，以促进创面、腔隙内的渗液、液化坏死组织及时排出体外，隔绝创面与外环境之间的感染机会。负压封闭引流是治疗大面积外伤合并皮肤缺损及骨质外露、慢性骨髓炎的一种新疗法（图 1-5-10）。

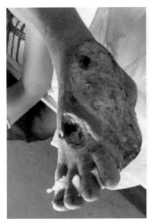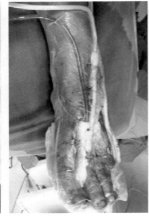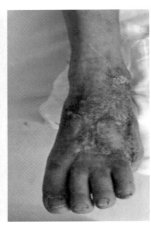

图 1-5-10 封闭式负压伤口治疗

（3）截肢/截趾术：截肢/截趾术是一种破坏性致残的方法，是由于难愈性创面严重影响患者的生存质量或肢/趾已丧失功能无保存价值或危及生命的情况下选择的治疗方案。截肢平面的选择，与患肢皮肤颜色、皮肤温度、营养状况、动脉闭塞情况、感染严重程度以及年龄、性别、职业、生活习惯等因素密切相关，也是决定患者安装假肢后能否恢复自主步态、适应日常生活的主要因素，对于假肢步态、运动量及舒适度具有重要意义。

概括来讲，下肢动脉缺血性溃疡在不同时期及不同类型的伤口中有不同的处理方法，在改善血运的基础和前提下，对不同伤口采取不同处理方法，可促进伤口愈合。下肢缺血性溃疡伤口处理流程及敷料选择如下。

4. 下肢动脉溃疡处理流程 见图 1-5-11。

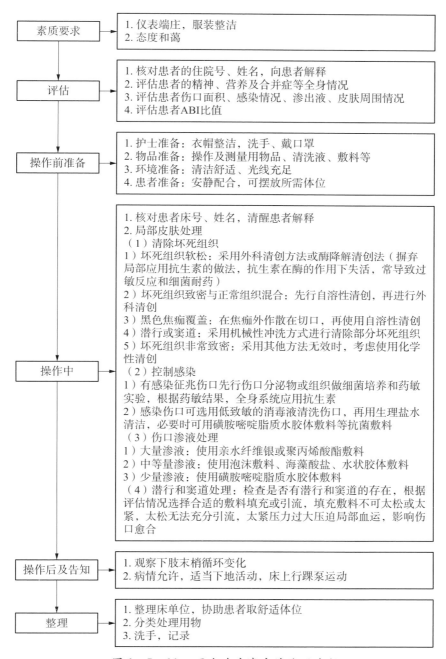

图 1-5-11 下肢动脉溃疡的处理流程

5. 下肢动脉溃疡的伤口敷料选择 见表 1-5-4。

表1-5-4　各种常见新型敷料特性及有效物质一览表

敷料特性	有效物质	产品举例
具有很强吸收渗出液及分泌液能力	亲水纤维银、泡沫敷料、海藻酸盐	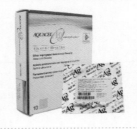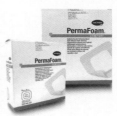 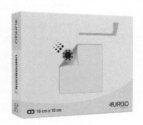
可释放水分，适合覆盖纤维蛋白和坏死组织的干伤口	水凝胶、水胶体	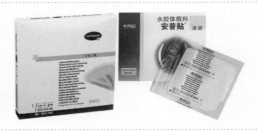
含抗菌物质	含银离子	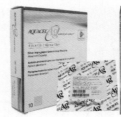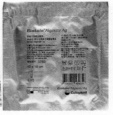
可吸收异味	含活性炭	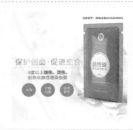

五、健康教育

（1）下肢动脉缺血注意保护患肢足跟和外踝勿受压。

（2）足部湿性坏疽或溃疡者，趾间用棉球隔开。足部干性坏疽，注意保护，防止感染。避免冷热刺激，免受损伤（七防：防扎伤，防磨伤，防刮伤，防烫伤，防抓伤，防摔伤，防冻伤），修剪趾甲注意损伤，足部保暖，但不宜使用热水袋，取暖器等取暖，以免加重组织缺氧，坏死。

（3）足部护理：每日用温水洗脚，用毛巾擦干，不可用力摩擦，揉搓皮肤；趾间必要时用棉球撑开；保持干燥；穿棉质或羊毛质的袜子，袜子不要过紧或过松，及时更换，保持鞋袜干燥洁净。

（4）养成良好的饮食习惯。戒烟戒酒，以低盐低脂易消化食品为主。

（5）若身体情况允许，鼓励患者行走锻炼，逐渐增加活动量至每日 5 000 步以上，促进侧支循环形成。

（6）出院后遵医嘱按时按量服药，切忌擅自停药改药，定期复查；有伤口患者定期伤口门诊换药。

（沈谢冬　席淑华）

第六节

手术切口护理方案

外科手术必然会带来手术部位皮肤和组织的损伤。在手术切口愈合的过程中，一部分患者能够顺利愈合，而有一部分患者可能会出现各种各样的问题，如：切口感染、切口裂开、切口脂肪液化等。本节重点介绍手术切口未顺利愈合时的护理方案。

一、手术切口的分类

根据外科手术切口微生物污染的情况，将外科手术切口分为 4 类（表 1 - 6 - 1）。

表 1-6-1 外科手术切口分类

分类	定义	案例
Ⅰ类清洁切口	指非外伤性的、未感染的伤口；手术未进入呼吸道、消化道、泌尿生殖道及口咽部位，即缝合的无菌切口	如甲状腺次全切除术、单纯疝修补术、单纯骨折切开复位术、开颅术等
Ⅱ类清洁-污染切口	指手术涉及生殖道、泌尿道、呼吸道和消化道，无内容物溢出的手术切口 重新切开新近愈合的切口	如胃大部切除术、阑尾切除术、胆囊切除术、肾切除术、肺切除术等 如二期胸廓成形术的切口，以及 6 小时以内的创伤切口，经过初期外科处理而缝合的切口
Ⅲ类污染切口	指急性炎症性疾病实行的手术切口 与口腔通连的手术切口	如十二指肠绞窄疝手术、结核性脓肿或窦道切除术等切口 如唇腭裂手术亦属此类
Ⅳ类感染切口	指消化道等空腔器官穿孔或化脓性病灶的手术切口	如化脓性阑尾炎阑尾切除术、胃十二指肠溃疡穿孔修补术等

二、切口感染护理方案

(一) 切口感染定义

手术切口感染是指手术切口在术后 1 个月内出现脓性分泌物、脓肿或蜂窝织炎，通常可以分离出致病或条件致病微生物，是外科最常见的医院内感染。按照《医院感染诊断标准》，手术切口感染根据人体解剖组织损伤层次由外向内分为浅表手术切口感染、深部手术感染、器官或间隙感染 3 个层次（表 1-6-2）。

表 1-6-2 切口感染分类

分类	定义	表现
浅表手术切口感染	仅限于切口涉及的皮肤和皮下组织，感染发生于术后 30 天内	表浅切口有红、肿、热、痛，或有脓性分泌物，细菌培养阳性；浅表手术切口感染应与缝线反应、脂肪液化等加以鉴别

续 表

分类	定义	表现
深部手术感染	术后 30 天内，或有植入物（如机械心脏、人工关节、人工心脏瓣膜等）术后 1 年内发生的与切口深部软组织（深筋膜和肌肉）有关的感染	深部切口引流出脓液或穿刺抽出脓液，切口常自然裂开或由外科医师打开，有脓性分泌物常伴有发热≥38 ℃，局部有压痛，再次手术探查、组织病理学检查发现涉及切口的脓肿或其他感染证据，分泌物培养阳性
器官或间隙感染	无植入物手术后 30 天，有植入物手术后 1 年内发生的与手术有关（除皮肤、皮下、深筋膜和肌肉以外）的器官或腔隙感染	引流或穿刺有脓液，再次手术探查、经组织病理学或影像学检查发现涉及器官（或腔隙）感染的证据，细菌培养阳性

（二）切口感染常见原因

切口感染原因主要有 2 个方面，手术相关因素和患者自身因素。

1. 手术相关因素 术前术中无菌管理不严、手术时间长短、切口保护不力、切口受到污染、切口缝合时留有空腔、积血积液引流不畅、切口感染高风险的患者未使用抗生素等。

2. 患者相关因素 患者营养不良、患有慢性疾病如糖尿病等、年龄影响如老人或儿童、肥胖、精神压力大、术前准备不充分等。

（三）切口感染护理

1. 处理流程 见图 1-6-1。

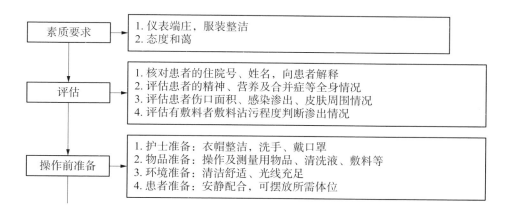

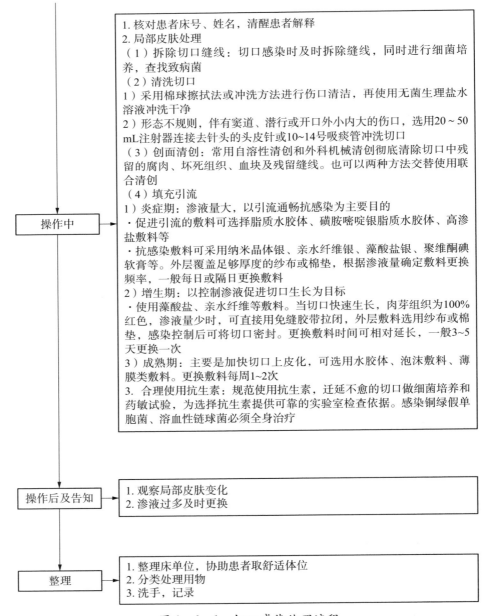

图 1-6-1 切口感染处理流程

2. 敷料选择 见表 1-6-3。

表 1-6-3 敷料选择

临床症状	处置	
	方法	敷料实图
炎症期	1. 内层敷料：引流选用高渗盐，抗感染选用磺胺嘧啶银脂质水胶体 2. 外层敷料：纱布、棉垫。根据渗液量，每日或隔日更换	
增生期	1. 内层敷料：选用藻酸盐、亲水纤维等敷料 2. 外层敷料： （1）纱布、棉垫 （2）选用泡沫敷料，换药间隔3～5天，渗出液时及时更换 3. 当切口快速生长，肉芽组织为100%红色，渗液量少时，可直接用免缝胶带拉闭	
成熟期	选用水胶体、泡沫敷料、薄膜类敷料；更换敷料每周1～2次	

3. 注意事项

（1）操作中避免冲洗压力过高，高压冲洗可能损伤组织的抵抗力，使切口更易受到感染。

（2）冲洗时应该用手将冲入切口中的液体轻轻挤压出来（图1-6-2）。

（3）每次冲洗结束时将冲洗管缓慢拉出，并做回抽动作，将切口中多余的液体抽吸出来，减少冲洗液的残留。

（4）填塞引流物时应先将其放置于引流腔隙最深处，而后逐步往外退出让腔隙自内而外生长，避免遗留无效腔；填塞在腔隙内的引流物应有尾端外置（图1-6-3），便于清点记录放置数目，避免遗漏形成阻碍愈合的异物。

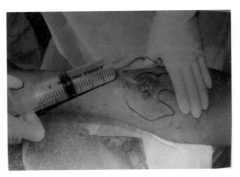 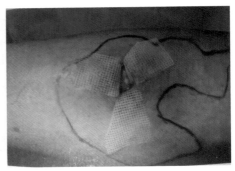

图1-6-2　用手挤压腔内残余冲洗液　　　　图1-6-3　引流条尾端外置

（5）感染切口不可选用密闭敷料，密封切口后会加重感染。

三、切口裂开护理方案

外科切口裂开（surgical wound dehiscence，SWD）是指闭合的外科皮肤切口边缘分离，伴（或不伴）皮下组织、器官或植入物的暴露。切口裂开可能发生在单个或多个区域，或涉及整个切口部位，并可能影响部分或全层组织（图1-6-4）。裂开的切口可能显示感染的临床体征和症状。因感染、脂肪液化等原因造成的单纯皮肤和皮下组织不愈合或裂开，不属于切口裂开范畴。

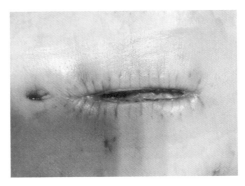

图1-6-4　伤口裂开

（一）切口裂开常见原因

1. 切口缝合不当　正确而牢固的缝合是切口愈合的重要环节，尤其是张力较大的部位，缝合不当更容易出现切口的裂开。

2. 机械力影响　施加于缝合切口的机械力会破坏缝合材料和（或）撕裂愈合组织，从而导致伤口裂开。切口缝合过程中张力过大或周围组织水肿都可导致机械力；切口位于解剖依赖区域也可导致机械力；咳嗽也可导致缝线断裂，缝线移除或再吸收后伤口裂开。

3. 内置物过敏排异反应　随着内植物材料如接骨板、可吸收螺钉、缝合铆钉、可吸收缝线、人工关节、骨水泥、人工异体骨等应用的增加，在患者体内发生内植物过敏反应的比例也上升。这类反应往往早期症状不明显，相关炎性指标均为正常；常伴切口微红、轻压痛，局部少量淡黄色渗出液，切口缠绵不愈合，反反复复，易被误认为切口感染。还有对可吸收缝线过敏反应的患者，也易引起切口裂开。

4. 患者自身因素　针对腹部和胸部切口裂开的原因报道比较多，如肥胖、糖尿病、吸烟史、年龄大于 65 岁等患者自身因素，也是切口裂开的可能原因。

5. 其他　手术时间延长，围手术期低体温，急诊手术等都是切口裂开的危险因素。手术切口早期（24～48 小时）愈合时受到并发症、某些治疗、感染等阻碍，切口愈合后的组织就无法恢复到术前，可能也是导致后期伤口裂开的原因之一。

（二）切口裂开护理

切口裂开的护理方案根据切口裂开原因而稍有不同。如切口周围组织水肿引起的，需要高渗盐水纱布外敷水肿组织，应用消肿改善微循环的药物，安普贴也有一定的消除水肿作用，可以在切口外应用。对缝线过敏的患者，反应较轻的可换药处理，将线头清除后创面自行闭合；反应较大、反复溃破的创面，可以进行清创手术去除可吸收缝线，改用普通缝线缝合，再次闭合创面；同时，可适量予抗生素、地塞米松或氯雷他定等抗炎抗过敏治疗。对于渗液较多、有坏死组织的切口裂开，采用湿性愈合伤口护理常规方案，可选用藻酸盐敷料、银离子敷料切口内引流及清除坏死组织；切口外使用透明敷贴进行固定和包扎；当创面渗液量相对较多时需每天换药 2 次；如渗液量相对较少时可选择 1～2 天换药 1 次。

四、切口脂肪液化护理方案

切口脂肪液化是指手术切口部位脂肪细胞无菌性变性坏死的结果，脂肪细胞破裂后脂滴溢出、聚集，伴有局部无菌性炎症反应，它是手术后切口愈合不良或感染的常见原因之一，与肥胖、手术中高频电刀的应用、糖尿病等有关。

（一）切口脂肪液化的临床表现

目前国内外并没有切口脂肪液化的明确诊断标准。其临床表现常为：液化多发生在手术后 4～14 天。更换敷料时或拆线后当日或次日，渗液从切口溢出，多为黄色或淡血性，液体中出现游离的脂肪滴。患者多数无切口疼痛主诉，切口不红或稍有红肿，按压时切口皮下较多渗液或有波动感。涂片镜检可见大量脂肪滴，少量炎性细胞，无脓细胞。渗液细菌培养结果常常无细菌生长。

（二）切口脂肪液化的护理方案

1. **彻底检查切口**　评估和判断脂肪液化的原因及影响因素。

2. **根据渗液量及位置尽早充分引流**　在渗液明显处拆除部分或全部缝线以充分引流渗液，保持引流通畅。渗液少可放置胶片引流，或应用高渗盐敷料填充引流；渗液多时应彻底清除切口内失活组织和异物，并应用吸收性较强的伤口敷料如藻酸盐敷料、亲水纤维填充引流，也可以考虑使用负压伤口治疗（negative pressure wound therapy，NPWT）促进引流及伤口愈合。周围皮肤可用护肤粉加伤口保护膜保护，使皮肤保持干爽，以免受伤口渗出液浸渍带来的损伤。

3. **适时予免缝胶带拉合切口**　伤口渗液减少呈湿润状态，基底 100% 红色、肉芽组织开始生长时，应用免缝胶带拉合切口，可避免伤口二期缝合和拆线引起的疼痛，缩短愈合时间，促进伤口愈合。免缝胶带由具有强拉力的细丝和低敏性胶合剂所组成的透气的无纺布制成。它具有非常强的拉力，裂口应用此胶带粘合能使裂口两端自然对合，不留残腔，伤口间迅速被少量瘢痕组织、上皮组织再生所连结。

4. **感染的预防与控制**　密切观察患者的实验室检查指标，及时发现患者有无出现全身感染及切口局部感染情况，按医嘱合理使用抗生素预防切口感染。指导患者多进食高蛋白、高维生素、低脂及富含叶酸和锌的食物，如瘦肉、蛋、鱼、土豆、茄子、南瓜、萝卜等，保持机体充足的营养，增强机体抵抗力和组织修复能力，促进伤口愈合。必要时通过静脉营养纠正低蛋白血症，以保证血运较差的脂肪组织的血液供应。

（陈　瑶　高亚婷）

第七节

器械相关性压力性损伤护理方案

一、概述

美国压力性损伤咨询委员会于 2016 年将医疗器械相关压力性损伤定义为"由于用于诊断或治疗目的器械使用而产生的压力损伤,损伤部位表现形状与医疗器械的样式或形状相符合"。2019 年版的《预防和治疗压力性损伤:快速参考指南》中将"医疗器械相关压力性损伤"简化为"器械相关压力性损伤"。器械相关压力性损伤(device-related-pressure injury,DRPI)是为了诊断或治疗的目的而有计划地使用医疗器械而造成的,非医疗器械(如床上杂物、家具或设备)常常在不注意的情况下持续接触皮肤和组织也会造成压力性损伤,通常与器械的式样或形状相符合。主要表现为疼痛、麻木、压红,甚至破损。可以导致 1 期压力性损伤、2 期压力性损伤、3 期压力性损伤、4 期压力性损伤、不可分期压力性损伤及深部组织压力性损伤。医疗器械包括呼吸治疗相关器械及其固定装置(如面罩及固定装置、吸氧管、气管插管及固定装置、气管切开及固定装置等)、骨科外固定相关装置(如颈托、石膏、支具、背板等)、各类管路及固定装置(如引流管、尿管、鼻胃/肠管、静脉导管等)、监护设备及其附属物(如心电图导线及电极、血压袖带、经皮血氧饱和度监测探头等)、其他器械(如约束带、梯度压力袜等)等。

目前,器械相关压力性损伤已成为压力性损伤中重要的组成部分。虽然现在已有国际上广泛应用的 2014 年发布的《压力性溃疡的预防和治疗临床实践指南》,我国也有 2013 年发布的《中国压疮护理指导意见》,护理人员对传统骨突部位的压力性损伤能保持高度的警觉,依据现有循证证据和指南推荐,采用规范、综合性的护理措施预防其发生,但对医疗器械相关压力性损伤却缺乏足够的关注度,由于医疗技术的快速发展,临床中应用的医疗器械种类日益增多,其导致的压力性损伤的风险也明显增加,因此迫切需要一部专门的器械相关压力性损伤的循证指南以指导临床医疗和护理工作,从而降低器械相关压力性损伤的发生风险,针对性给予可靠的预防措施,及时给予正确的处理措施,从而降低器械相关压力性损伤对患者造成的伤害,有效减少相关的医疗费用。本共识的目的是为参与临床诊治的医生、护士和管理的相关专业人员提供骨科患者器械相关压力性损伤预防的决策依据，规范医疗和护理行为。

（一）器械相关性压力性损伤潜在危害

DRPI 的发生可导致患者疼痛、功能缺失、感染等问题，还会影响器具与器械的使用效果，进而影响患者康复，延长住院时间，加重医护人员工作负担，增加患者医疗费用，甚至可能激发医患矛盾，增加医护人员心理压力。

（二）流行病学及发病率调查研究

器械相关性压力性损伤的发生与患者自身因素、护理方面的因素、医疗器械本身的因素及医疗器械使用的方式等均有关。与传统的压力性损伤常发生于骨隆突处不同，医疗器械相关压力性损伤多发生在脂肪组织较少的部位如头（主要为耳郭）、面、颈部、足后跟、内外踝或足部等。新生儿和儿科患者、创伤后脊柱内固定患者及重症监护患者等为器械相关性压力性损伤的高危人群。

研究显示国外医疗器械相关压力性损伤（medical device-related pressure injury，MDRPI）的发生率为 $3.10\% \sim 26.70\%$，占院内 PI 的 1/3 左右，因医疗单元和使用医疗器械的不同而存在差异，我国一项关于 ICU 患者的调查显示，MDRPI 的发生率为 1.65%，占院内 PI 的 43.50%。由于专科疾病特征、治疗方式的特殊性及骨科医疗器械的广泛使用，骨科成为 DRPI 的好发科室之一，Kayser 等报道脊柱损伤的骨科患者 DRPI 的发生率为 28.3%，远高于住院患者 DRPI 平均发生率。Black 等研究发现，院内获得压力性损伤的案例中，有 34.5% 的损伤属于器械压力性损伤，发生概率是未使用医疗设备患者发生率的 2.4 倍。

二、发生器械相关性压力性损伤的影响因素

（一）患者自身的影响因素

患者对医疗器械的耐受力，护理人员对 DRPI 的认知以及医疗器械的材质、类型、型号等自身性质、佩戴或使用时间、方式、数量对 DRPI 的形成具有一定影响。明确导致 DRPI 的风险因素，可指导医护人员正确地选择和使用医疗器械，并制订个体化的预防措施。

DRPI 形成的潜在影响因素：①患者本身现存压力性损伤；②患者既往有发生过压力性损伤；③患者活动受限；④患者感知觉减弱（如瘫痪或神经病

变);⑤患者营养状态差;⑥患者皮肤表面不易耐受;⑦患者自我认知功能障碍;⑧患者接触医疗器械处皮肤水肿或皮肤潮湿度增加;⑨患者处于低氧和及低灌注状态。

（二）护理方面的影响因素

1. 护理人员对 DRPI 的认知和防范意识　　DRPI 发生率的增加和危险因素防范意识的缺乏有关。国内相关调查研究显示,被调查人员相关知识掌握情况欠佳,对 NPUAP 最新压力性损伤知识的回答正确率不足 50%。部分护理人员对压力性损伤防范意识不强,未能及时、准确地对使用医疗器械的患者皮肤状况进行风险评估,或者评估不全面,也促使了 DRPI 的发生和发展。

2. 局部固定及皮肤护理　　医疗器械的长期使用及紧密固定对组织造成压迫,使接触器械部位的皮肤破损较隐秘,难以被及时发现和处理,使压力和潮湿相互作用共同影响 DRPI 的形成。不合适、型号不当的医疗设备,被覆盖皮肤不便观察等均是 DRPI 发生的影响因素。不正确的使用仪器、不合适的放置和固定都可引起压力性损伤,尤其是固定器械的系带。在使用器械过程中未进行皮肤评估、未明确何时移除设备、未及时进行器械周围皮肤评估等都将增加患者压力性损伤的发生风险。

（三）医疗器械本身的影响因素

1. 医疗器械因素　　Fletcher 指出,硬质的、无弹性的器械,型号过大、难以调整、固定、抬起和移除的器械会增加压力性损伤发生的风险。

2. 力学因素　　包括使用器械过程中产生的压力、剪切力、摩擦力。

3. 医疗器械的使用时间、数量及特点　　这些都是影响 DRPI 发生的重要因素。使用时间越长,使用数量越多,DRPI 发生的危险性越高。

（四）医疗器械使用方式的影响因素

DRPI 形成的潜在影响因素:①医疗器械的佩戴或使用方法。②医疗器械的使用数量。③医疗器械的持续使用时长。

三、器械相关性压力性损伤的风险评估

风险评估的首要步骤就是预防 DRPI,关键是降低其发生率,包括评估内容、评估工具及评估时机。目前尚缺乏普适性的 DRPI 风险评估表。

（一）器械相关性压力性损伤的评估内容

明尼苏达医院协会 MDRPI 预防共识(2015 年)指出,任何使用医疗器

械的患者均应该进行全面皮肤检查。Padula 等(2017 年)的一项前后对照的类实验性研究,对 716 例 ICU 患者实施呼吸治疗师与专科护士合作的质量改进计划 12 个月后,BiPAP 面罩相关性 PI 发生率由 0.85% 降至 0.28%,呼吸机管道相关性 PI 发生率由 1.38% 降至 0.29%,认为多学科合作有助于降低 MDRPI 发生。明尼苏达医院协会 MDRPI 预防共识(2015 年)指出,在对呼吸相关性设备下方皮肤进行评估时,应与呼吸治疗师进行合作和沟通。

应早期评估危险因素,识别危险人群并判断危险程度,以便采取针对性措施。将危险因素分为力学因素、器械因素、患者因素 3 类,评估内容如下:

1. 力学因素　包括使用器械过程中产生的压力、剪切力、摩擦力。具体评估器械表面与皮肤的接触面积、接触面材、重量等,在器械更换、移动、固定过程中,评估器械与局部组织产生的相对位移、剪切力等。

2. 器械因素　评估器械的型号、材料、使用方式、使用时间、固定器械的松紧度等。

3. 患者因素　患者的全部情况:包括患者的基础疾病、年龄、意识、营养、缺氧状况、皮肤特点等。患者的局部情况:包括患者局部皮肤完整性、有无水肿、潮湿等。还应重点评估医疗器械下和周围黏膜有无压力性损伤的迹象,包括有无触痛、水肿、柔软凝结物及溃疡等。

(二)器械相关性压力性损伤的评估工具

目前还未有公认的针对 DRPI 的风险评估工具,较常使用 Braden 量表进行评估,该量表包括感知力、潮湿、活动能力、体位和移动、营养、摩擦力和剪切力 6 个维度。研究显示 Braden 量表在一定程度上可预测 DRPI 的发生,虽然该量表不包含对器械的直接评估内容,但其 6 个维度均与 DRPI 相关。参照现有的循证证据,目前推荐使用 Braden 量表对骨科患者进行风险评估以识别 DRPI 危险人群。

Delphi 专家函询法构建了包含器械种类等级、器械材质等级、器械使用时间等级、接触部位感知觉等级、接触部位皮肤危险等级和接触部位压力等级 6 个一级指标,23 个二级指标的 ICUMDRPI 风险评估工具,并通过类实验性研究进行验证。对对照组(246 例患者)进行评估,研究发现 ICUMDRPI 风险评估工具得分为 13 分时约登指数最高,敏感度为 77.90%,特异度为 85.00%;依据对照组得出的诊断界值,对干预组(246 例患者)采用 ICUMDRPI 风险评估量表进行风险评估,并给予早期干预,ICU 高危患者 MDRPI 发生率由对照组 5.80% 降至干预组 3.00%（$x^2 = 22.318$，$P < 0.001$）。

一项多中心的前瞻性队列研究对 8 个中心 625 名儿童患者进行风险因素分析，形成了预测移动受限及使用器械患者的 PI 风险评估工具，包括 3 个方面，分别为受压强度和时长（2 个条目：移动能力、感知觉）、皮肤和支撑结构的耐受性（3 个条目：压力和剪切力、营养、组织灌注和氧合情况）、医疗器械（2 个条目：医疗器械的数量、重置/皮肤保护），当临界值为 13 分时，ROC 曲线下的面积为 0.72，其敏感度 0.86，特异度为 0.59，阳性似然比为 2.09，阳性预测值为 0.15，阴性预测值为 0.98，结果显示，在预测移动受限和医疗器械相关的 PI 中具有较好的预测价值。

（三）器械相关性压力性损伤的评估时机

（1）建议在骨科患者入院 8 小时内完成风险评估，特殊患者应尽早完成风险评估，识别高风险人群。

（2）建议每周至少 2 次查看使用医疗器械处及周围的皮肤，对易发生液体移动和（或）表现出局部/全身的患者，在皮肤与器械接触区域评估应 > 2 次/天。

（3）对于使用侵入性医疗器械（如引流管、鼻氧管、尿管）的骨科患者，建议在每班交接时、调整体位时、更换敷料时评估对应的皮肤。

四、常见引起压力性损伤的医疗器械及其预防干预措施

临床上为患者置入的各种管路是诊断及治疗疾病、病情观察等的重要手段和不可或缺的工具，临床护理人员对管路的固定、观察和维护是确保其功能正常发挥的重要因素，随着管路运用越来越广泛，其护理安全问题也不断出现。护理不当会增加并发症发生，增加医疗成本，影响患者康复，严重时会危及患者的生命，因此，管路的安全护理十分重要。鼻胃管/口胃管、导管（尿管、动脉/静脉插管）、各类引流管、动静脉通路装置、粪便管理系统等会增加与器械直接接触的软组织发生 PI 的风险。

对于留置管路的患者，重点观察管路及其固定装置与皮肤/黏膜接触部位有无压力性损伤发生的迹象。

（一）留置导管类

1. 鼻饲管

（1）根据患者的自身情况选择合适材料、管径的鼻饲管，推荐使用聚氨酯或者硅胶材质的鼻饲管。

（2）采用鼻饲管专用固定装置或弹性胶带固定鼻饲管。①3M胶带具有良好的粘性、弹性、顺应性，能够有效对抗牵拉，固定牢固，减少更换材料的频率，因此常采用3M胶布替代纸胶布。②"工"字形固定。③"人"字形固定（图1-7-1）。④高举平台法（图1-7-2）。

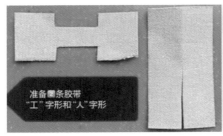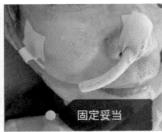

图1-7-1　"工"字形固定、"人"字形固定

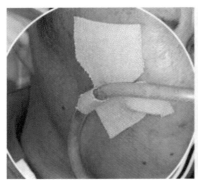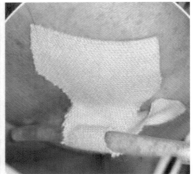

图1-7-2　高举平台法

2. 留置尿管　对于留置尿管的患者，还应关注以下方面：

（1）除非有必需的临床指征，在保证引流能力一致的情况下，尽可能选择口径小的尿管。

（2）选择硅胶材质或水凝胶涂层的尿管。

（3）根据尿管制造商的推荐体积来扩充气囊，避免过度扩充。

（4）尿管置入后需在体外进行妥善、稳固的二次固定；也可采用高举平台法。

（5）女性患者将尿管固定在大腿内侧（图1-7-3），男性患者将尿管固定在下腹部（图1-7-4）。

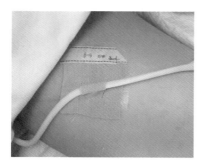
图 1-7-3　女性尿管固定

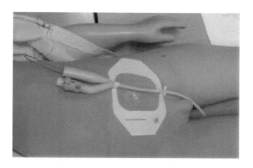
图 1-7-4　男性尿管固定

3. 各类引流管

（1）固定各类管路时，采用高举平台法进行固定（图 1-7-5～图 1-7-8）。

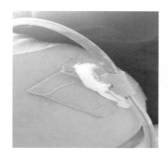
图 1-7-5　伤口引流管

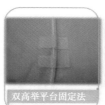
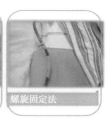
图 1-7-6　胸腔闭式引流管

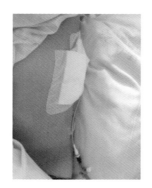
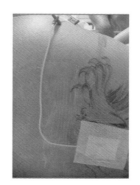
图 1-7-7　胸腔穿刺引流管　　　图 1-7-8　腰大池引流管

（2）高举平台法，即胶布从引流管上方完全包裹管道塑型后，胶布两端粘贴在皮肤上，引流管不与皮肤直接接触，悬空在皮肤上。

4. 动静脉通路装置

（1）使用导管固定装置固定动静脉通路（图1-7-9~图1-7-12）时，固定的方式应不影响局部皮肤及血液循环观察与评估。

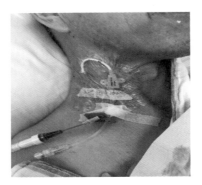

图1-7-9　颈深静脉

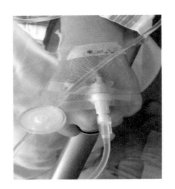

图1-7-10　留置针

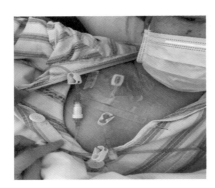

图1-7-11　输液港

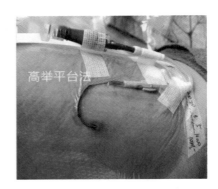

图1-7-12　PICC置管

（2）其他固定措施没有效果时，可使用物理固定装置（如手或双手的软设备），在使用时应遵照生产商的使用说明。

（3）不使用绷带等物品来固定动静脉通路装置。绷带不能充分固定动静脉通路装置，会掩饰并发症的症状及体征，同时还会影响患者的血液循环。

5. 主动脉球囊置管

（1）主动脉球囊置管（图1-7-13）成功后，保持局部皮肤清洁干燥，尽量使用无张力法粘贴贴膜，轻压贴膜使它与皮肤完全贴合，同时塑形，尽量避免贴膜张力。

（2）妥善固定导管，可采用高举平台法固定，减少导管与皮肤的接触。

（3）置管后，患者术侧肢体制动期间，可在肢体下方垫软枕等抬高术侧肢体，避免足跟部出现压力性损伤。

（4）此类导管拔除后，会在穿刺点局部进行 24 小时加压包扎（图 1-7-14）以防止动脉出血形成皮下血肿。观察要点如下。

1）查看包扎处松紧情况（应可插入 2～3 指），在此期间穿刺下肢严格制动并不能翻身。

2）观察患者血压、脉搏、呼吸，注意患者有无头晕、头痛、肌力下降。

3）观察记录穿刺点有无出血、青紫、血肿，穿刺侧肢体有无肿胀。

4）观察穿刺侧肢体远端动脉搏动、皮肤颜色、温度、痛触觉和活动情况。

5）观察穿刺处有无感染征兆，发现异常及时处理。

6）腹主动脉球囊置管患者，观察贴膜固定是否牢固，外露导管妥善固定、避免牵拉和压迫术侧肢体。

7）防止腹压增高动作：如咳嗽及用力排便。控制剧烈咳嗽，咳嗽时要用双手加压动脉穿刺部位，缓冲动脉压力，防止血栓脱落。

8）患者卧床 24 小时，其间每 2 小时按摩一次穿刺侧肢体，防止静脉血栓形成。24 小时后如无异常去除加压后包扎，穿刺点常规消毒，纱布覆盖，可下床行走。

9）鼓励患者大量饮水以促进造影剂排出，4 小时内饮水 1 000 mL，总量约 2 500 mL，以促进造影剂通过小便排除。术后可进食普食，但避免食用甜汤、鸡蛋，以防胀气。

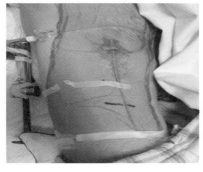

图 1-7-13 腹主动脉球囊置管

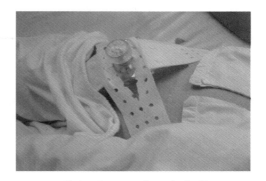

图 1-7-14 加压包扎器

6. 透析相关导管

（1）透析相关血管通路包括：临时性血管通路（动静脉直接穿刺、中心静脉临时导管)、永久性血管通路(自体动静脉内瘘、移植动静脉内瘘)、半永久性血管通路(带 Cuff 的中心静脉插管)(图 1-7-15、图 1-7-16)。

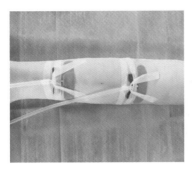
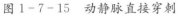

图 1-7-15　动静脉直接穿刺

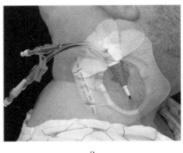
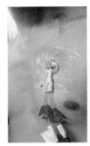

a　　　　　　　　　b

图 1-7-16　临时性与永久性透析血管通路

a. 临时管;b. 长期管

　　(2) 深静脉插管:置管期间保持皮肤清洁干燥,防止穿刺部位污染受潮;不可抓挠输液贴或拔针。深静脉贴膜时采用 U 形固定法,将 3M 贴膜中心部分对准穿刺口无张力放下,后先塑型,再边撕边框边按压。若穿刺口渗血多、出汗多或极度消瘦患者可以用无菌纱布覆盖穿刺口以同样方法固定。

　　7. 粪便收集器

　　(1) 使用粪便收集器(图 1-7-17)时,先检查(用手摸)内口边缘,如果有发现粗糙或有裂缝时不给患者使用。

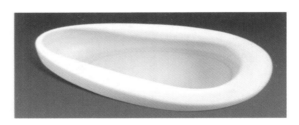

图 1-7-17　便盆

　　(2) 放取粪便收集器时患者臀部要抬高足够高度,不要强行放取,以免刮破皮肤。

　　(3) 患者一次性使用粪便收集器时间不宜过长,防止尾骶部接触皮肤出现压力性损伤。

　　(4) 大便失禁患者注意随时保持肛周皮肤清洁干燥,患者大便后及时清洁肛周皮肤,再擦油剂予以保护,及时更换污染的床单、衣物。

（二）设备监护类

1. 各类导联线

（1）选择正确合适的医疗器械(图1-7-18)。审查和选择临床最合适的器械,以产生最低程度的伤害;选择合适的型号,确保佩戴合适,避免额外的压力。确保设备在防止移动的情况下足够安全。

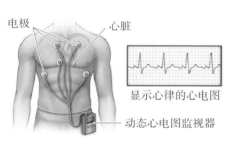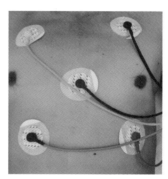

图1-7-18　导联线连接患者

（2）评估皮肤和器械。通过经常检查与器械接触部位的皮肤来识别损伤的发展,每天至少检查2次医疗器械各类导联线下方及周围的皮肤;当有体液改变或局部/全身水肿风险时需增加额外的监测。

（3）预防措施。只要临床治疗允许,就应移除可能产生压力和摩擦力的医疗器械;保持器械下的皮肤清洁干燥;重新调整患者和(或)器械和各类导联线的位置使压力重新分布并降低剪切力;尽量避免患者与器械导联线的直接接触;使用预防性敷料。

2. 经皮血氧饱和度监测探头　经皮血氧饱和度监测探头主要用于监测患者血氧浓度,间接反映呼吸功能状态,是呼吸循环的重要生理参数,其预防应遵循DRPI预防的原则:每4小时更换一次经皮血氧饱和度监测探头位置(图1-7-19),重新夹在不同手指上。

3. 间歇式充气压力袖带　动态无创性血压监测是临床护理工作中常见的一项技

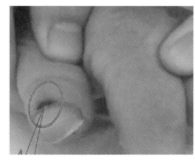

图1-7-19　血氧饱和探头导致的手指压力性损伤

术,主要用于血压异常的识别与诊断、心血管疾病的风险评估和血流动力学不稳定患者的病情监测,对临床工作者调控血压治疗方案及疗效评估具有指导意义。24 小时动态血压计监测以及床旁心电监护仪动态监测是两种常用的动态无创性血压监测方法。高频率、长时间的血压监测容易造成袖带下方皮肤的损伤,需引起临床护理工作者的重视。

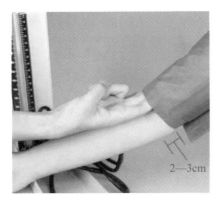

图 1-7-20　血压袖带绑示意图

间歇式充气压力袖带(图 1-7-20)相关 PI 的发生,主要是由于绑缚袖带的部位受到长时间、高频率的压力作用,易产生肢体缺血、麻木等症状,而且袖带下方皮肤散热困难,局部皮肤微环境过于潮湿所造成的。持续血压监测过程中,一旦出现袖带处皮肤损伤,不仅影响患者生命体征的监测,不利于病情观察,同时也增加患者身心痛苦,且增加了感染的概率。如何预防间歇式充气压力袖带相关 PI 的发生,对于减轻患者身心痛苦和医疗负担,以及提高护理质量具有重要意义。

应遵循 DRPI 预防的原则,间歇充气压力袖带的重置策略和保护性衬垫的使用等特殊推荐意见如下。

(1)定期检查,建议每 15～30 分钟检查 1 次。更换间歇式充气压力袖带绑缚的部位,以重新分布压力。如局部皮肤有充血、发红、压褶、紫癜等现象,则要根据具体情况测量。

(2)对于需要持续性血压监测的患者,测量间歇期松开袖带,从而避免长时间捆绑对局部的刺激并缩短压迫时间。

(3)在间歇充气压力袖带与皮肤接触部位之间使用保护性衬垫。

(三)骨科外固定装置类

1. 颈托　颈托是颈椎疾病辅助治疗器具,能起到制动和保护颈椎、减少神经磨损、减轻椎间关节创伤性反应,并有利于组织水肿的消退和巩固疗效、防止复发的作用。预防措施如下。

(1)选择材质柔软及尺寸合适的颈托。

(2)查看颈托接触处及周围皮肤情况(枕骨、下颌、肩部、背部及胸部等),包括皮肤的完整性、颜色的改变、潮湿度及有无水肿或压痕等(图 1-7-21)。

（3）保持与颈托接触处及周围皮肤的清洁和适度湿润。

（4）间断正确佩戴颈托（图1-7-22），避免长时间佩戴。

（5）在颈托与皮肤之间使用保护性衬垫或预防性敷料。

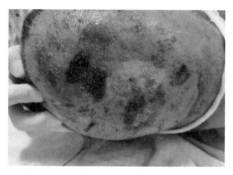

图1-7-21 颈托所致皮肤损伤

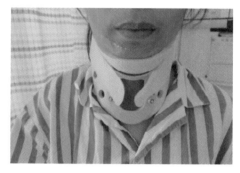

图1-7-22 正确佩戴颈托

2. 石膏 石膏固定是骨伤科外固定方法之一。医用石膏是天然的硫酸钙石，经过粉碎、加热、脱水而形成的非结晶的粉末，将这种石膏粉末与吸水纱布制成的石膏绷带，在温水中浸泡，缠绕于肢体，干燥后，即变成坚硬的固体，达到塑形、固定的目的。常用石膏绷带类型：石膏托、石膏夹板、膏管型、躯干石膏。如果石膏包扎压力不均匀，使石膏凹凸不平或关节塑形不好，衬垫使用不当等，

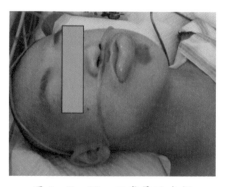

图1-7-23 石膏导致皮损

易导致压力性损伤的发生（图1-7-23）。预防措施如下：

（1）选择合适类型的石膏绷带。

（2）查看石膏接触周围皮肤情况，包括皮肤的完整性、颜色的改变、潮湿度及有无水肿或压痕等。

（3）保持与石膏接触处及周围皮肤的清洁及干燥。

（4）在石膏与皮肤之间使用防水衬垫或保护性敷料（图1-7-24）。

（5）在石膏未硬化之前，不要用手指抓捏石膏，可以用手掌轻轻托起石膏。

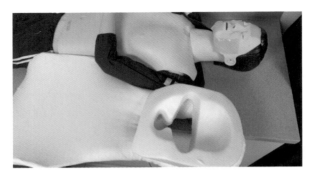

图 1-7-24 保护性使用石膏

3. 夹板 医用高分子夹板是由特制的玻璃纤维或聚酯纤维基布和聚氨酯胶覆以非织造布组合而成。聚氨酯具有较好的生物相容性,使用聚氨酯无毒、无致畸变作用,对局部无刺激性反应和过敏反应。且高分子夹板的硬度高、重量轻,对固定后功能锻炼减轻了负荷,有利于血液循环,促使愈合。预防措施如下。

（1）根据不同的部位选择适当尺寸的夹板。

（2）查看夹板接触周围皮肤情况,包括皮肤的完整性、颜色的改变、潮湿度及有无水肿或压痕等(图 1-7-25)。

（3）保持夹板接触处及周围皮肤的清洁及干燥。

（4）夹板应固定的松紧度适宜,以容纳 1～2 指为宜。

（5）在夹板与皮肤之间使用保护性衬垫或预防性敷料(图 1-7-26)。

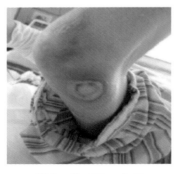

图 1-7-25 皮损

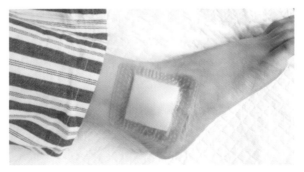

图 1-7-26 保护性使用敷料

4. 支具 支具是一种置于身体外部,旨在限制身体的某项运动,从而辅助手术治疗的效果,或直接用于非手术治疗的外固定。同时在外固定的基础上加上压点,就可以成为矫形支具,用于身体畸形的矫正治疗。预防措施如下。

（1）选择大小合适及材质柔软的支具。

（2）支具佩戴位置要正确,固定的松紧度适宜,以容纳1～2指为宜。

（3）查看支具接触周围皮肤情况,包括皮肤的完整性、颜色的改变、潮湿度及有无水肿或压痕等(图1-7-27)。

（4）保持支具接触处及周围皮肤的清洁及干燥。

（5）间断佩戴支具,避免长时间佩戴。

（6）在支具与皮肤之间使用保护性衬垫或保护性敷料(图1-7-28)。

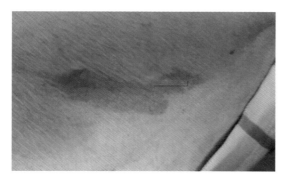

图1-7-27　皮损

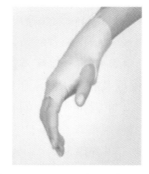

图1-7-28　保护性使用衬垫

5. 丁字鞋　在骨科,"丁字鞋"的应用非常广泛。如各种原因引起的股骨粗隆间骨折、股骨头、股骨颈骨折或合并腓总神经损伤者及人工髋关节、人工股骨头置换术后等需要患肢保持外展中立位的患者,均需常规穿"丁字鞋"固定患肢以防足下垂、足内旋、足外旋、关节僵直和肌肉萎缩、假体脱位、畸形愈合等并发症。预防措施如下:

（1）选择合适尺寸及材质柔软的丁字鞋。

（2）查看丁字鞋接触周围皮肤情况,特别是足后跟皮肤的完整性、颜色、潮湿度及有无水肿或压痕等(图1-7-29)。

（3）保持丁字鞋接触处及周围皮肤的清洁及干燥。

（4）穿丁字鞋要正确,固定的松紧度适宜。

（5）在丁字鞋与足后跟之间使用保护性衬垫或预防性敷料(图1-7-30)。

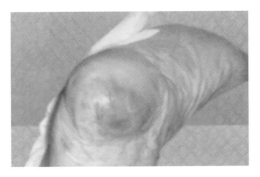
图 1-7-29　皮损

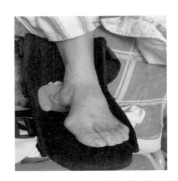
图 1-7-30　保护性使用衬垫

6. 外固定器　骨外固定器是一种能够对创伤性骨折起到固定,复位的治疗作用,具有疗效快速,应用广泛的特点。预防措施如下:

(1) 依据患者病情,选择合适类型的外固定器。

(2) 查看外固定器接触周围皮肤情况,包括皮肤的完整性、颜色的改变、潮湿度及有无水肿或压痕等(图 1-7-31)。

(3) 保持外固定器接触处及周围皮肤的清洁及干燥,使用安尔碘对外固定器针眼消毒 2 次/日。

(4) 外固定器固定要松紧适宜。

(5) 在外固定器与皮肤之间使用保护性衬垫(图 1-7-32)。

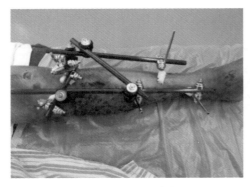
图 1-7-31　皮损

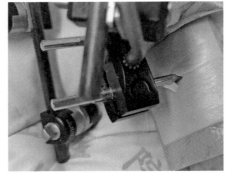
图 1-7-32　外固定器保护衬垫

(四) 呼吸治疗相关器械及其固定装置

近年来,随着呼吸系统疾病治疗手段的不断更新与进步,越来越多的呼吸治疗相关医疗器械应用于临床,为患者进行有效治疗的同时,也增加了 DRPI

发生的风险。DRPI 不仅会影响患者的生活质量,增加患者的护理成本,而且会因此限制相关医疗器械正常有效投入临床应用,为此,DRPI 作为医疗机构的公共健康问题越来越受到重视。目前应用于临床的医疗器械均有可能造成PI,而其中多达 30%～70% 的 DRPI 是由呼吸治疗相关器械及其固定装置引起的。刘亚红等进行的一项有关 ICUDRPI 的研究发现,易导致 DRPI 发生的医疗器械中,以面罩及其固定带为首(发生率为 29.72%),矫正器和丁字鞋其次,气管插管及其固定带位居第三(发生率为 13.51%)。相似的结论在Coyer 等的研究中得到证实,其中气管导管导致的 DRPI 达 35%,仅次于鼻胃管,居于第二位。在儿科患者中,呼吸装置相对于其他医疗械更容易引起DRPI,其发生率高达 48%。此外,研究发现 DRPI 部位多发于脂肪组织相对较少的头面颈部,其发生率 70.30%。Alqahtani JS 等研究的一篇有关预防无创通气相关面部 PI 证据综合的文章显示,仅发生在面部皮肤的 PI 可达 5%～50%。呼吸治疗相关器械及其固定装置使用集中于患者头面及颈部,是发生DRPI 的高危部位,因此,如何对呼吸治疗相关器械及其固定装置进行合理使用更加值得临床医护人员关注。

呼吸治疗相关器械及其固定装置相关 PI 的发生与器械的使用、种类以及固定密切相关,应遵循 DRPI 预防的原则,针对无创呼吸机、气管插管/气管切开管路及其固定装置等的特殊推荐意见如下:

1. 面罩固定给氧(简易呼吸器、无创呼吸机)无创呼吸早期是发生鼻面部压力性损伤的危险时期,应密切观察患者局部皮肤有无发红等异常。鼻面部皮肤随着呼吸运动与面罩频繁发生摩擦,初用者与机器同步性差,烦躁,配合不佳,动作幅度更大,所以对开始使用无创呼吸机的患者,护理人员应做好健康教育,说明使用无创呼吸机的目的、作用机制和必要性,消除其紧张恐惧心理。压力性损伤部位多数发生在鼻梁,发生率为 51.28%,鼻梁处皮肤较薄,又位于骨突出部位,很容易发生压伤(图1-7-33)。

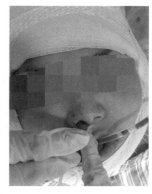

图 1-7-33　呼吸导管导致皮损

临床护士对发热患者应做好交接班,使接班护士清楚本班观察、护理要点,降低护理工作盲目性;发现患者鼻面部汗液较多时加强面部皮肤的护理,保持局部皮肤干燥,出现敷料大面积变为灰白色时,及时更换,避免因潮湿引起压伤。

　　选择合理、合适的防压敷料。据有关研究报道：敷料的 SUCRA 值越大，表明该敷料预防无创正压通气（non-invasive positive pressure ventilation，NIPPV）患者鼻面部压力性损伤的效果越好。面部敷料剪切方法：使用无创呼吸机时责任护士根据患者鼻面部大小将敷料（10 cm×10 cm）裁剪成"V"形或半月形鼻面垫，垫于患者鼻面部，鼻垫 2～4 天更换 1 次，若潮湿或污渍随时更换。

　　对 PCO_2 升高患者，迅速去除引起通气障碍的原因，指导患者进行有效咳痰，及时清理痰液，保持呼吸道通畅，根据医嘱及时治疗原发病，控制感染等。

　　对于长时间佩戴呼吸机的患者，可使用 1∶1 间歇无创通气方案（即机械通气 2 小时，鼻导管通气 2 小时），与持续无创机械通气的临床治疗效果相似，但间歇通气组患者面部压力性损伤发生率低于持续通气组。护士在条件允许的情况下，可医护配合，对患者进行间歇无创通气。

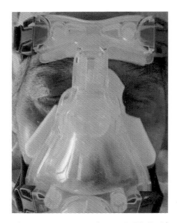

图 1-7-34　使用面罩敷料
　　　　　　保护

　　（1）使用呼吸治疗相关器械时，根据患者情况使用预防性敷料保护与器械及其固定装置接触部位的皮肤。根据相关研究表明：凝胶敷料、泡沫敷料是预防使用无创正压通气患者鼻面部压力性损伤的优选方案（图 1-7-34）。其中，研究提示硅酮泡沫敷料对于无创呼吸机所致压力性损伤具有显著预防作用。

　　（2）对于进行无创通气的患者预防 DRPI，还需特别关注下述内容：优先选择全脸面罩进行无创通气、对于使用口鼻/鼻面罩的患者，重点关注鼻背部位的皮肤、避免面罩固定带过紧。

　　研究人员在面罩使用前以及用后每隔 12 小时或摘除面罩后对皮肤进行评估，患者舒适度方面，每 12 小时进行一次 Likert 评分，从 1 分到 5 分（最舒适 1 分）。结果显示，在发生压力性损伤的患者中，高达 77.27% 的压力性损伤发生在鼻背部位，佩戴全脸面罩的患者压力性损伤发生率为 2%，与口鼻面罩佩戴患者压力性损伤发生率（20%）相比，有统计学差异（$P<0.001$）；此外，在舒适度评分方面，全脸面罩患者（1.9±1.1 分）舒适度好于口鼻面罩患者（2.7±1.2 分），两者具有统

计学差异(P<0.001)。由此可见,全脸面罩在能降低减少 PI 发生率的同时,亦能增加患者的舒适度。

2016 年英国胸科协会/英国重症监护协会(British Thoracic Society/the Intensive Care Society,BTS/ICS)《成人急性高碳酸呼吸衰竭通气管理指南》专家意见推荐,全脸面罩作为无创呼吸通气患者的首选面罩,建议避免无创呼吸机面罩过紧。

Munckton 等(2007 年)进行的一项前瞻性观察研究,该研究共纳入了 112 名健康志愿者,使用压力传感器及测量仪对 CPAP 面罩及 Bi-PAP 面罩使用者的鼻背和脸颊两侧与鼻相邻的位置分别进行压力测量,结果显示,外背的平均压力(6.8 mmHg±21.2 mmHg)高于脸颊(15.44 mmHg±72 mmHg)(P<0.0001),随着固定带的逐渐收紧和面源垫内空气量的增加,鼻背的压力增大,且这两个因素的影响是相加的,为此骨背是发生 PI 的高危险区。

(3)为使用呼吸机的患者妥善固定呼吸机管路。用呼吸机时会有较长的管路,将此管路要善固定可以有效减少对连接装置(如面罩、气管插管、气管切开导管)的牵拉,从而减少连接装置,皮肤界面间的摩擦力和剪切力。2014 年 NPAUP/EPUAP/PPPIA《压疮预防与治疗临床实践指南》专家共识指出,建议为医疗器械提供必要的支持,以降低压力和剪切力。

2. 气管插管 定时调整经鼻/口气管插管管路固定位置,将压力重新分配到不同部位(图 1-7-35),但应注意气管插管的深度不可随管路位置的调整而改变。2014 年 NPAUP/EPUAP/PPPIA《压疮预防与治疗临床实践指南》专家共识指出,建议在可能的情况下,医疗器械应定期重新定位或旋转,提出气管插管可固定在嘴唇或口腔的不同位置。

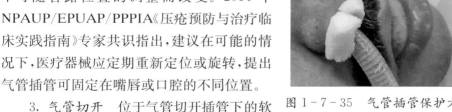

图 1-7-35 气管插管保护方法

3. 气管切开 位于气管切开插管下的软组织有发生 PI 的风险。①预防:O'Toole 和其同事的研究发现标准化的术后操作能减少气管切开插管相关的 PI。②操作程式包括:术后在气管切开插管固定翼下方使用水胶体敷料(图 1-7-36)、术后 7 天内拆除缝线、缝线去除后使用泡沫敷料、让患者头部处于中立位置。③评价:在 O'Toole 的研究中,气管切开插管相关的 MDRPI 从 10.93%(183 例中发生 20 例)降低至 1.29%(155 例中发生 2 例)。气管切开管路固定带不可过紧,固定带与皮肤之间能够容纳 2 指为宜。根据专家共识意见,在保证妥善固定气管切开管路的前提下,尽量避免固定带过紧,以减少固定装置与皮肤间压力。

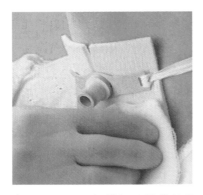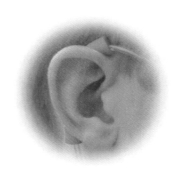

图 1-7-36　气管切开衬垫保护　　图 1-7-37　鼻导管吸氧耳后保护

4. 鼻导管吸氧　Kayser 等在 2018 年的研究发现 MDRPI 最常发生于耳部和鼻孔周缘,最常见的与 MDRPI 相关的器械包括鼻氧管。鼻导管会造成耳后、鼻孔周缘、或鼻前庭处的 PI。①预防:柔软的鼻导管能显著降低 PI 的发生率。如果需要高流量的导管,可以使用水胶体或泡沫敷料保护耳后(图 1-7-37);或使用特殊舒适设计的产品。②评价:一项由 Lukose 和其同事完成的质量改善(quality improvement,QI)项目发现使用预防性措施(如柔软的导管、水胶体/泡沫敷料)将 PIs 的发生率从 5.4% 降至 0%。研究者所在机构保持鼻导管相关 PI 的 0% 发生率长达 23 个月。除了减少 PI 发生率,该 QI 项目节约了护理时间,同时可为机构每年节省 4 万多美元。

(五) 其他器械类

1. 约束带　身体约束是为了使患者保持合适的姿势,防止跌倒或坠床、非计划性拔管、自伤或伤人等意外事件发生而采取的医疗保护措施。约束带作为一种简单有效的物理约束,多用于儿童、老人、危重症患者、存在精神症状以及不配合治疗的患者。不同国家和地区患者身体约束的使用情况差别较大。Benbenbishty 等调查了 9 个欧洲国家的 34 家综合性 1CU,平均身体约束使用率是 39%,其中意大利 1 家医院 1CU 身体约束使用率是 100%。在我国大部分医疗机构以及养老院,身体约束是常用的护理措施,有研究显示,患者身体约束的使用率达 45.70%,其中 41.50% 的患者是 65 岁及以上的老年人,存在精神心理状况异常的患者占比为 13.20%。目前身体约束使用不规范,多数是根据护理人员的主观经验进行判断,使用不当可对患者造成身心伤害,甚至可能引发医疗纠纷。Evan 等对约束相关合并症进行系统评价,结果发现身体约束会导致如神经损伤、肌肉耗损、身体功能减退等相关合并症,也会增加患者发生 PI、便秘、感染、深静脉血栓等并发症的危险。约束不当,可导致患者在挣扎过程中伤害自己,也可能由于约束过紧或时间过长,导致末梢回流受阻出现肿胀,以及受压部位组织坏死。因此,约束带的安全护理十分重要。

约束带相关 PI 是约束带使用不当引发的重要护理问题。一旦发生,可能增加患者发生感染的风险,加重患者身心痛苦,增加医疗经济负担,导致生活质量显著下降。为了保障治疗效果及医疗器械的正常使用,医务人员往往重点关注约束带使用的有效性,导致约束带相关 PI 被忽视,未能达到预期的预防效果。如何预防约束带相关 PI 的发生,对于减轻患者痛苦和医疗花费,提高护理质量具有非常重要的意义,应引起临床医护人员的重点关注。预防干预措施如下:

(1) 选择表面光滑、适宜宽度、柔软、纯棉面料的约束带。

(2) 约束带固定的松紧度以可伸入 1～2 指为宜。

(3) 在约束带与皮肤接触部位可使用保护性衬垫。

2. 间歇充气式压力治疗仪　间歇充气式压力治疗仪用于预防胸腰椎术后及静脉血栓高危患者下肢静脉血栓形成。间歇充气式压力治疗仪相关 PI 的发生,主要是由于充气压力护套的部位受到长时间、高频率的压力作用,易产生肢体缺血、麻木等症状,而且袖带下方皮肤散热困难,局部皮肤微环境过于潮湿。间歇充气式压力治疗中,一旦出现皮肤损伤,不仅不利于防治血栓,同时也增加患者身心痛苦,且增加了感染的概率。如何预防间歇充气式压力治疗仪 PI 的发生,对于减轻患者身心痛苦和医疗负担,以及提高护理质量具有重要意义。预防干预措施如下:

(1) 间歇式压力系统使用应严格掌握适应证和禁忌证。

(2) 根据手术部位,选择患者使用的腿套或者足套。

(3) 穿上腿套,松紧为刚好在腿和腿套之间可以伸进 2 个手指。

(4) 操作中要注意患者的主诉,如有不适应打开腿套或足套检查皮肤情况。

(5) 对于需要持续性血压监测的患者,间歇松开压力护套。

3. **抗血栓梯度压力袜** 梯度压力袜(graduated compression stockings, GCS)是一种医疗器械类产品,袜筒部分经过精心设计,其压力值呈现从下至上逐级递减的阶梯式变化,最大压力值作用在足踝处,由足踝至小腿、大腿处的压力值逐渐减小。国内外多项指南推荐 GCS 作为一种压力治疗方案,并且在临床上得到广泛应用。其原理主要是通过挤压浅表及深部的静脉系统来增加静脉血流速度,促进静脉血液回流,防止局部静脉血瘀滞和回流障碍。GCS 可有效预防下肢静脉和淋巴功能不全,包括下肢静脉曲张、淋巴水肿、静脉溃疡、深静脉血栓形成和血栓后综合征。

研究表明部分 GCS 不能产生理想的压力梯度分布,甚至会产生倒梯度分布。Bowling 等测量了穿着 GCS 时下肢不同部位的压力值,发现其中有 26% 产生了方向相反的压力,不仅缺乏治疗效果,而且阻碍了下肢的静脉血回流,甚至可能形成"止血带"效应。如果 GCS 选择或应用不当,可导致皮肤相关反应,如皮肤压痕、破损、溃烂、水疱、坏死等。有研究显示接受了 GCS 治疗的脑卒中患者皮肤相关并发症发生率为 6.5%～7.0%。2017 年由郎景和等编制的妇科手术后深静脉血栓形成及肺栓塞预防专家共识中提出 GCS 使用不当,可引起皮肤破损、溃疡、坏死等。由此可见,DRPI 是梯度压力袜常见的皮肤相关并发症。

梯度压力袜相关 PI 最常见的部位主要是在足跟以及骨隆突处(足踝、胫前部位等),主要是由于该部分皮肤组织较为薄弱,缺乏脂肪组织保护,且足踝处承受的压力值最大。一旦发生 DRPI,不仅降低患者的舒适性和生活质量,还可能降低患者的治疗依从性,影响压力治疗的效果,增加患者的住院时间和治疗费用。如何预防梯度压力袜相关 PI 的发生,对改善患者的生活质量和临床预后具有重要意义。

梯度压力袜相关 PI 的发生与多种因素有关,国内学者对神经外科患者应用膝下型弹力袜发生足背 PI 的原因进行回顾性分析,认为 MDRPI 的发生与护理人员对于 MDRPI 认识和培训不足、对患者的健康教育不到位、患者穿戴弹力袜的方法不当等因素有关。针对梯度压力袜相关 PI 的发生现状及原因,有效预防梯度压力袜相关 PI 的发生,对于减轻患者疾病负担与经济花费,提高治疗效果及护理质量有非常重要的意义。预防干预措施如下:

(1) 根据医务人员专业指导实施压力治疗,正确穿戴使用梯度压力袜。

(2) 选择合适尺寸、长度的梯度压力袜,保证合适的大小。

(3) 对于活动明显减弱、皮肤状况差或任何感觉缺失的患者穿戴梯度压力袜时,每天检查皮肤 2～3 次,尤其是足跟及骨隆突的部位。

(4)在梯度压力袜下使用保护性衬垫时,确保应用在皮肤上的材料是平整无褶皱的。

(5)出于卫生及评估皮肤状态的目的,每天至少移除 1 次梯度压力袜。

(6)对使用梯度压力袜的患者进行健康教育,掌握使用梯度压力袜皮肤可能出现的问题,清楚何时能够去除梯度压力袜的穿着。

(六)医护人员佩戴头面部防护用具类

1. 防护口罩 医务人员所用的防护口罩——N95 口罩(图 1-7-38)分为杯罩形和折叠形,前者具有一定硬度,边缘较窄,长时间使用会造成局部持续受压缺血而发生皮肤损伤,尤其是鼻梁、颧骨和耳部等皮肤较薄的部位(图 1-7-39)。普通人由于戴口罩时间短,是不太可能出现皮肤损伤的。但医务人员在隔离病房内一个班次时间较长,其间不能摘下口罩,且为了达到好的防护效果,口罩边缘必须与面部紧密贴合,因此医护人员在佩戴时固定力度较大。一般来说局部压力为 300 mmHg 时,3～4 小时会出现压力性损伤,而 200 mmHg 时,作用 7～8 小时后可能会发生压力性损伤,可见局部压力越大,发生压力性损伤所需的时间越短。局部压力、潮湿、口罩材质是造成器械相关压力性损伤的常见原因。预防干预措施如下:

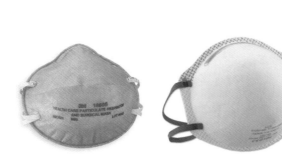

图 1-7-38 N95 口罩

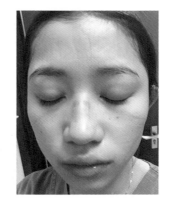

图 1-7-39 长期佩戴口罩导致的皮肤损伤

(1)减压是预防压力性损伤最有效的方法。①可通过定期休息(如至少每 3～4 小时)摘下口罩或变换位置来给局部减压,但对于隔离病房内工作的医护人员不现实。唯一可行的是根据人力资源合理安排班次时间。②选择宽沿口罩,边缘宽使得受力面积增加降低局部单位受力。

(2) 保持局部皮肤清洁和干燥。

(3) 定期检查和评估局部皮肤,至少每日 2 次,发现有红肿和损伤则应给予充分休息和相应治疗。避免对局部红肿部位用力按揉。

(4) 皮肤滋润护理,对易损和受压部位使用富氧脂肪酸滋润护理,可以加速表皮修复,增加皮肤耐受力,降低压力性损伤发生风险。

(5) 选择合适尺寸的口罩。

(6) 预防性使用敷料(图 1-7-40)。鼻梁、颧骨和耳后使用薄的水胶体敷料或薄的软聚硅酮泡沫敷料,起到衬垫(压力)缓冲和保护皮肤免受剪切力、摩擦和潮湿影响。具体方法是戴口罩前,清洁局部皮肤后,将敷料裁剪成适合的形状后使用。班次结束后在揭除水胶体敷料时须注意方法,不可强行垂直用力撕扯,而应用一只手压住敷料一端,另一手捏住另一端,水平用力揭除。

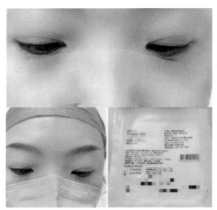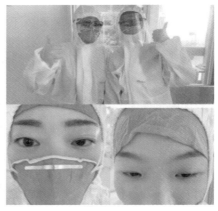

图 1-7-40 损伤的面部皮肤的保护方法

2. 护目镜 护目镜压迫两侧颧骨、额部的皮肤。预防干预措施如下。

(1) 可选用不同样式的护目镜交替使用,避免同一部位持续压迫。

(2) 可利用创可贴、输液贴及泡沫敷料等预先贴在骨性结构突出的部位(图 1-7-41),再戴护目镜,减轻局部压力。

(3) 压痕一般不需要特殊处理,反复压迫处出现瘀斑时,可外用改善局部血液循环的药物如多磺酸黏多糖乳膏。

(4) 如果出现皮肤局部糜烂和溃疡需更注意防护,可外用抗菌药膏如夫西地酸和莫匹罗星软膏等,局部贴创可贴,避免继续压迫。

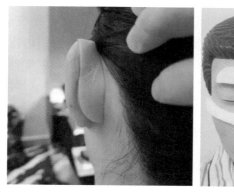 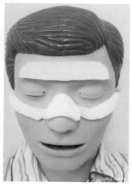

图 1-7-41　耳朵和面部防护压疮保护垫

五、器械相关性压力性损伤预见性护理

器械相关性压力性损伤预见性护理流程见图 1-7-42。

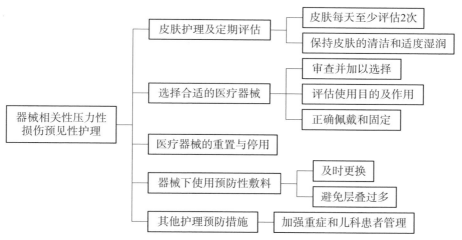

图 1-7-42　器械相关性压力性损伤预见性护理流程

(一) 皮肤护理及定期评估

皮肤防护在 DRPI 预防中起着重要作用,定期检查与医疗器械接触处和周围的皮肤可以让医护人员早期发现皮肤问题并及时处理。

(1) 使用医疗器械时,器械接触处及周围的皮肤每天全少评估 2 次,查看有无 DRPI 的迹象。①以下患者需增加皮肤评估次数:儿科患者、水肿患者、活动明显减弱、皮肤状况差或任何感觉缺失的患者等。②对于易激惹或容易拔管的患者应该选择在交接班的时间进行评估。③每次评估皮肤时,要移开医疗器械查看与医疗器械接触处及周围皮肤组织,主要评估内容包括皮肤的完整性、颜色改变、潮湿度、有无水肿或压痕等。④当某些医疗器械较难移除时,应定期询问患者与医疗器械接触处的皮肤、黏膜是否有感觉的改变,如有无不舒适或疼痛等 DRPI 的早期症状。

(2) 保持与医疗器械接触处及周围皮肤的清洁和适度湿润。

(二) 选择适合个人的医疗器械

随着现代医学的发展,市场上出现了各种各样的医疗器械,同种医疗器械也有不同类型、材质和型号。然而每个患者的病情和自身条件各不相同,因此选择适合的医疗器械和正确佩戴医疗器械是预防 DRPI 的前提和基础。

(1) 根据医疗器械的功能,对机构现有的医疗器械进行审查并加以选择,以最大可能避免压力和(或)剪切力所致的损伤。

(2) 评估医疗器械使用的目的及作用,结合机构现有器械和患者病情、体型以及经济情况等因素,选择合适类型、材质与型号的医疗器械。①选择医疗器械时应充分考虑患者病情及自身因素,如病情是否稳定、意识状态、感觉功能、年龄、使用部位的皮肤情况等。②尽量选择较柔软且与皮肤接触面积较大的医疗器械。③必要时,先测量需佩戴医疗器械的部位再选择型号。

(3) 结合医疗器械产品说明书和患者自身情况,正确佩戴和固定医疗器械,松紧适宜,避免过度受压。①选择合适的放置部位再予以佩戴。②佩戴时应予以妥善固定,在不造成额外压力的情况下防止脱落,确保医疗器械足够安全。③必要时,可以选择特殊固定或支撑装置,以达到更好的固定效果,充分减少压力和摩擦力。④避免将患者直接放置在医疗器械上,如管路、引流系统或其他异物上。⑤若不按照产品说明书,可能会对患者造成伤害(如皮肤损伤等)。

(三) 医疗器械的重置与停用

正常情况下,患者长时间佩戴医疗器械会感到疼痛或其他不适,从而会自行或在医护人员帮助下重新放置。然而,部分患者由于意识障碍、感觉功能减弱或言语表达障碍等原因,加之医护人员未关注医疗器械的使用情况,容易导致 DRPI 的发生。因此,定期重置和及时停用医疗器械是预防 DRPI 的重要措施。

(1) 定期对患者持续使用医疗器械的必要性进行评估,只要临床治疗允许,尽早停用医疗器械。

（2）为患者调整体位和（或）医疗器械时，使压力再分布，并减少剪切力的发生。

（3）为患者重置医疗器械时，应考虑患者病情及临床治疗效果。

（4）增加医疗器械与皮肤接触的面积和，交替使用不同类型的医疗器械可以减轻局部的压力。

（四）器械下使用预防性敷料

使用预防性敷料是近年来新兴的 PI 预防措施。在医疗器械下方使用预防性敷料不仅可以使压力得到重新分布，还能有效降低局部剪切力，进而预防 DRPI 的发生。但也需继续采取其他常规预防措施。

（1）使用泡沫敷料、水胶体敷料、半透膜敷料可预防 DRPI，若敷料损坏、松动或饱和，则予以更换。①每种敷料的结构和特点均不同，可以根据患者的情况结合医疗器械的特点选择合适的敷料进行预防。②选择敷料时应考虑以下因素：符合医疗器械所在解剖部位的需求，选择较服帖的敷料；选择吸收性较好，且能保持局部皮肤微环境稳定的敷料；选择可反复打开以便皮肤检查的敷料；选择容易粘贴和去除的敷料；选择不影响器械使用功能的敷料；敷料不宜过厚，不能增加器械下方的压力。

（2）使用预防性敷料时，避免层叠过多，以免增加皮肤和医疗器械接触面的压力。

（3）每次更换敷料时，需评估使用预防性敷料方法是否合适以及敷料下方皮肤情况。

（五）其他护理预防措施

对使用医疗器械的患者及医疗服务提供者进行教育，并对患者进行常规皮肤检查。将护士、医师、治疗师和家属等共同纳入 DRPI 预防和管理中，尤其是重症患者和儿科患者的管理。

（1）重症患者的病情复杂，需要多学科团队联合评估和制订医疗器械的使用及 PI 预防方案，共同降低 DRPI 的发生。

（2）医疗团队人员应依据新生儿、儿童情况、器械功能、现有器械使用情况及使用说明书等，选择软硬度合适、性能良好的器械，在保证满足诊疗需求的同时，尽可能减少医疗器械的使用，减少由其产生压力所致的皮肤损伤。

（王昌丽　王　伟）

第八节

常见生活伤口护理方案

从地球上开始出现人类的足迹,便有伤口的形成。在我们日常生活中会遇到很多意外情况,造成一些伤口。伤口是广义的概念,覆盖在人体表面的组织连续性遭到破坏,就形成了伤口。伤口在创伤和组织修复与再生领域中也称为"创面",是指正常皮肤组织在致伤因子(如外科手术、外力、热、电流、化学物质、低温等)作用以及机体内在因素(如局部血流供应障碍等)作用下导致的损害。常伴有皮肤完整性的破坏以及一定量正常组织丢失的同时,皮肤的正常功能受损。伤口愈合过程指"创面修复",是指由于各种因素造成皮肤组织缺损后,通过自身组织的再生、修复、重建或人为进行干预治疗,从而达到伤口愈合目的的一系列过程。按愈合时间分类,伤口可分为急性伤口、慢性伤口。急性伤口是指愈合过程符合经典的创伤修复过程的伤口。伤口的愈合遵循一定的顺序,包括炎症阶段、增生阶段、上皮阶段和重塑阶段。慢性伤口是指在各种内在或外界因素影响下,无法通过正常、有序、及时的修复过程达到解剖和功能上完整状态的伤口。而我们常见的生活伤口如Ⅰ度、Ⅱ度烫伤;擦伤、刀割伤等多为急性伤口,如处理得当,修复多以原来的细胞为主,修复过程快,恢复后结构与功能良好。但若急性伤口处理不当或进一步受损,也可能导致伤口感染或裂开,最终可能为瘢痕愈合,或导致伤口愈合时间延长转变为慢性伤口,所以急性伤口的妥善处理尤为重要。

一、烧烫伤

(一)简述

烧烫伤是由于热力、化学物品、电流、放射线、有害气体或烟雾作用于人体所引起的损伤。烧烫伤主要损伤人的黏膜和(或)皮肤,严重者也可伤及关节、骨骼、肌肉甚至内脏组织。因火焰、高温固体或其他放射能、电能导致的烧烫伤因有烘烤效果,伤口比较干,称为干性伤口。热水、热油、高温液体导致的烧烫伤,因伤口较湿,称为湿性伤口。受破坏的组织病变可以形成三层不同病理变化的表现,称为热力伤害同心层。最接近热源中心的一层因为热力伤害而引起蛋白质的原有结构受到破坏,产生凝固坏死称为凝固层。此区域的四周,因为受伤初期大部分细胞仍有活性,但因血管收缩引起的循环减慢,造成皮肤短暂缺血,称为瘀滞层。离热源中心最远的一层因为细胞破坏程度较小,只有明显的血管扩张现象,在没有感染的情况下,其细胞都能存活称为充血层。热力伤害同心层的范围会随着急救治疗而改变,其中已经证实在受伤现场以冷水在患处降温的急救治疗能降低因余热而导致的进一步组织的损伤,从而降低凝固层范围的扩大。

(二) 评估方法

决定烧烫伤严重程度的因素有:烧伤的面积和深度;是否伴吸入性损伤或合并伤、中毒;患者的年龄与伤前的健康等情况;伤后能否得到及时处理;创面是否有污染。

烧伤面积的评估是以相对于体表面积的百分率来表示。包括:手掌法、中国九分法。

1. **手掌法** 无论性别和年龄,患者五指并拢一掌的面积约占体表面积的1%,如为儿童,烧烫伤的面积应用患儿的手。此法适用于小片烫伤的估计或辅助九分法。

2. **中国九分法** 适用于面积较大烧烫伤的评估。该法(表1-8-1)将体表面积分为11个9%,另加会阴区的1%,构成100%的体表面积。12岁以下的儿童头部面积较大,双下肢面积相对较小,应结合年龄进行计算。

表1-8-1 中国九分法

部位		占成人体表面积(%)		占儿童体表面积(%)
头颈	头部	3	9×1	9+(12-年龄)
	面部	3		
	颈部	3		
双上肢	双手	5	9×2	9×2
	双前臂	6		
	双上臂	7		
躯干	躯干前	13	9×3	9×3
	躯干后	13		
	会阴	1		
双下肢	双臀	5	9×5+1	46-(12-年龄)

部位	占成人体表面积(%)	占儿童体表面积(%)
双大腿	21	
双小腿	13	
双足	7	

(三) 分期描述

1. 烧烫伤分期　根据病理、生理特点,一般将烧烫伤临床过程分为四期。

(1) 液体渗出期(休克期):无论烧烫伤面积、程度,组织烧烫伤后的立即反应就是体液渗出。体液渗出的速度,一般以伤后 6～12 小时内最快,一般要持续 24～36 小时,严重烧伤可延至 48 小时以上。小面积浅度烧伤,体液的渗出量有限,通过人体的代偿,不致影响全身的有效循环血量。烧伤面积大而深者,由于体液的大量渗出和其他血流动力学的变化,可急剧发生休克。烧伤早期的休克基本属于低血容量休克,但与一般急性失血不同之处在于体液的渗出是逐步的,伤后 2～3 小时最为急剧,8 小时达高峰,随后逐渐减缓,至 48 小时渐趋恢复,渗出于组织间的水肿液开始回收,临床表现为血压趋向稳定,尿液开始增多。正是根据上述规律,烧伤早期的补液速度应掌握先快后慢的原则。

(2) 急性感染期:烧烫伤水肿回收期一开始,感染就上升为主要矛盾,是对烧烫伤患者的另一严重威胁,其继发于休克或与休克同时发生。严重烧伤易发生全身性感染的原因主要有以下几种。

1) 皮肤、黏膜屏障功能受损:为细菌打开了门户。

2) 机体免疫功能受抑:烧伤后,尤其是早期,体内与抗感染有关的免疫系统各组分均受不同程度损害,免疫球蛋白和补体丢失或被消耗。

3) 机体抵抗力降低:烧伤后 3～10 天,正值水肿回收期,患者在遭受休克打击后,各系统器官功能尚未恢复,局部肉芽屏障尚未形成,伤后渗出使大量营养物质丢失,以及回收过程带入的"毒素",使人体抵抗力处于低潮。

4) 易感性增加:早期缺血损害是机体易发生全身性感染的重要因素。浅度烧伤如早期创面处理不当,可出现创周炎症(如蜂窝织炎)。严重烧伤由于经历休克的打击,全身免疫功能处于低迷状态,对病原菌的易感性很高,早期暴发全身性感染的概率也高,且预后也最严重。防治感染是此期关键。

(3) 创面修复期:创面修复过程在伤后不久即开始。烧烫伤的特点是广泛的生理屏障损害,又有广泛的坏死组织和渗出,是微生物良好的培养基。热力损伤组织,先是凝固性坏死,随之为组织溶解。创面修复所需时间与烧伤程度等多种原因有关,无严重感染的浅Ⅱ度和部分深Ⅱ度烧伤可自愈。但Ⅲ度和发生严重感染的深Ⅱ度烧伤,由于上皮被毁,创面只能由创缘的上皮扩展覆盖。如果创面较大,不经植皮多难自愈或需时较长,或愈合后瘢痕较多,易发生挛缩,影响功能和外观。此期的关键是加强营养,增强机体修复功能和增加抵抗力,积极消除创面和防止感染。

（4）康复期:深度创面愈合后,可形成瘢痕,严重影响外观和功能,需要锻炼、整形以期恢复;某些器官功能损害以及心理异常也需要一个恢复的过程。深Ⅱ度和Ⅲ度烧伤创面愈合后,常有瘙痒或疼痛、反复出现水疱,甚至破溃,并发感染,形成"残余创面"这种现象的终止往往需要较长时间。严重大面积深度烧伤愈合以后,由于大部分汗腺被毁,机体热调节体温能力下降,在盛暑季节,这类患者多感全身不适,常需2～3年调整适应。

2. 烫伤深度判断　三度四分法(表1-8-2)。

表1-8-2　烧烫伤深度三度四分法

深度	累及层次	表现	质地	病理表现	愈合	瘢痕	实例
Ⅰ度	表皮浅层	红斑,烧灼感	软	表皮浅层	3～5天	无瘢痕	
浅Ⅱ度	真皮乳头层	水疱,剧痛	较软	真皮乳头层	10～12天	无或轻	
深Ⅱ度	真皮深层	基底苍白,感觉迟钝	较韧	网状血管栓塞	3～4周	有	
Ⅲ度	全皮层、皮下组织	焦痂或盔甲样,痛觉消失	硬	树枝样血管栓塞	难愈合	严重	

3. 烧伤严重程度　按烧伤的总面积和烧伤的深度将烧伤程度分为 4 类（表 1-8-3）（通常情况下,烧伤总面积的计算不包括Ⅰ度烧伤）。

表 1-8-3　烧伤程度

	烧伤总面积	Ⅲ度烧伤面积	合并症
轻度烧伤	小于 10%,Ⅱ度	无	无
中度烧伤	11%～30%	小于 9%	
重度烧伤	31%～50%	10%～19%	①全身情况重或已有休克;②较重的复合伤;③中、重度吸入性损伤
特重烧伤	大于 50%	大于 20%	

（四）护理方案

1. Ⅰ度烧烫伤护理方案

（1）处理流程:见图 1-8-1。

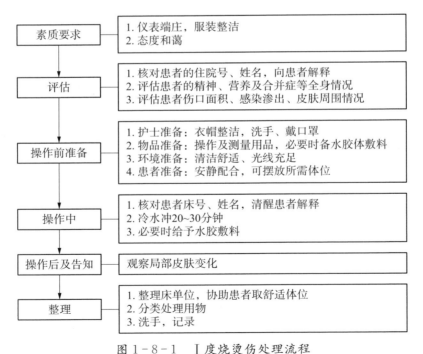

图 1-8-1　Ⅰ度烧烫伤处理流程

（2）敷料选择:见表 1-8-4。

表 1 - 8 - 4　Ⅰ度烧烫伤敷料选择

临床症状	处　　　置	
	方法	敷料实图
皮肤发红	选用水胶体或泡沫型敷料，3～5 天更换一次	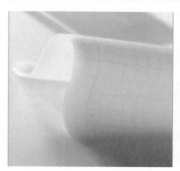

（3）注意事项

1）现场急救：对于烧烫伤最为重要，应迅速脱离致伤源，立即冷疗。要立即脱去燃烧或高温热液的衣着，然后用大量自来水或清水冲洗或浸泡，时间大于 30 分钟。

2）敷料的使用：Ⅰ度烧烫伤只是损伤表皮细胞，无水疱，使用水胶体敷料能形成凝胶，保护暴露的神经末梢，减轻疼痛，同时，更换敷料时不会造成再次机械性损伤。水胶体敷料能保持创面湿润，保留创面本身的生物活性物质，为创面愈合提供最佳的微环境，加速创面愈合。

2. Ⅱ度烧烫伤护理方案

（1）处理流程：见图 1 - 8 - 2。

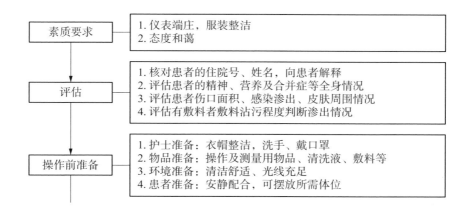

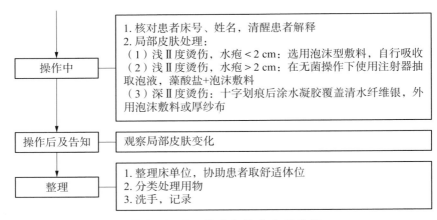

操作中	1. 核对患者床号、姓名,清醒患者解释 2. 局部皮肤处理: （1）浅Ⅱ度烫伤,水疱＜2 cm:选用泡沫型敷料,自行吸收 （2）浅Ⅱ度烫伤,水疱＞2 cm:在无菌操作下使用注射器抽取泡液,藻酸盐+泡沫敷料 （3）深Ⅱ度烫伤:十字划痕后涂水凝胶覆盖清水纤维银,外用泡沫敷料或厚纱布
操作后及告知	观察局部皮肤变化
整理	1. 整理床单位,协助患者取舒适体位 2. 分类处理用物 3. 洗手,记录

图 1-8-2　Ⅱ度烧烫伤处理流程

（2）敷料选择:见表 1-8-5。

表 1-8-5　Ⅱ度烧烫伤敷料选择

| 临床症状 | 处　置 | |
	方法	敷料实图
浅Ⅱ度,水疱＜2 cm	1. 不抽吸泡液 2. 选用泡沫型敷料,3～5 天更换一次	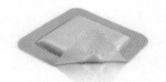
浅Ⅱ度,水疱＞2 cm	1. 抽吸泡液 2. 内层敷料:选用藻酸盐敷料或高渗盐敷料 3. 外层敷料 （1）纱布 （2）泡沫敷料,换药间隔3～5 天	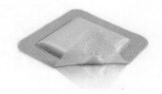

续 表

临床症状	处 置	
	方法	敷料实图
深Ⅱ度	1. 自溶性清创,内层使用水凝胶(划痕效果更佳) 2. 外层敷料 (1) 亲水纤维银 (2) 泡沫敷料或厚纱布,1～3天换药	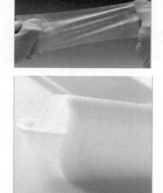

（3）注意事项

1）观察渗液情况,根据渗液量使用合适的敷料,渗液较少时,选择透明贴,更换 2～3 天/次,渗液中等或较多,可用溃疡贴或泡沫敷料,更换 3～5 天/次。营造湿性愈合环境,如渗液量多时及时更换。

2）疼痛护理：患者多有不同程度的疼痛和躁动,根据医嘱,选用合适的镇静镇痛药。用药期间密切及时观察药物的疗效及副反应。

3）液体疗法：液体疗法是防治休克的主要措施。烧烫伤后 2 天内,因创面大量渗出而导致体验不足,可引起低血容量性休克。根据病情,采取不同的补液方法。轻度烫伤：可口服烧伤饮料或淡盐水（每 200 mL 开水中加食盐约 1 g）。中度以上烧伤：必须立即建立静脉通路,必要时静脉切开。准确计算补液量,遵循先晶后胶、先盐后糖、先快后慢,胶、晶体交替输入的原则,根据患者的尿量及精神状态、脉搏、血压、末梢循环、中心静脉压等补足血容量,预防休克。

4）创面包扎：根据烫伤部位、程度及病房条件,可选择包扎疗法、暴露疗法、半暴露疗法、湿敷疗法、浸浴或浸泡疗法、干热疗法。

3. Ⅲ度烧烫伤处理流程 创面直径大于 5 cm 的Ⅲ度烧烫伤,自行愈合的可能性小,大多需进行植皮手术覆盖创面。小面积的伤口比较干燥,可使用水凝胶敷料水化伤口,促进清创,利用黑痂的溶解,外敷泡沫敷料或纱布。

(五) 健康教育

1. 现场急救 烧烫伤后的现场急救,决定着患者的预后。冲、脱、泡、盖、送 5 步骤,是烧烫伤意外的第一处理原则。①冲:以流动的清水冲洗伤口 15～30 分钟,以快速降低皮肤表面热度。如果无法冲洗伤口,可冷敷。②脱:充分泡湿后,再小心除去衣物,必要时可以用剪刀剪开衣服,或暂时保留粘连部分,尽量避免将水疱弄破。③泡:在冷水(加冰块)中持续浸泡 15～30 分钟,可减轻疼痛及稳定情绪。平时可在冰箱中准备一些冰块,以备不时之需。不过,如果烧烫伤面积太大或宝宝年龄较小,则不必浸泡过久,以免体温下降过多或延误治疗时机。④盖:用清洁干净的床单或布条,纱布等覆盖受伤部位。不要在受伤部位涂抹米酒、酱油、牙膏、浆糊、草药等,这些东西不但无助于伤口的复原,还容易引起伤口感染,并且影响医护人员的判断和紧急处理。⑤送:立即送至最近的医院。

2. 门诊治疗 小面积烧烫伤且无吸入性损伤者可在门诊治疗,同时要注意有无创面感染。

3. 需住院治疗的指征 成人浅Ⅱ度烧伤大于 10% 体表面积;幼儿烧伤大于 5% 体表面积;存在深Ⅱ度烧伤和Ⅲ度烧伤需要手术治疗;一些深度烧伤创面估计不能在 3 周自愈者;面、颈、会阴、手或足烧伤较深者;如有条件年龄小于 2 岁或大于 70 岁的患者应住院为宜。

4. "ABC"原则 大面积烧伤患者的处理应按"ABC"原则处理。A 保持气道通畅;B 吸氧;C 建立静脉通路。

二、擦伤

(一) 简述

擦伤是日常生活中最常见的伤口,无年龄差异,一般由摔伤、碰撞而造成。受伤部位皮肤或黏膜破损,伤口与外界相通,常有组织液和血液自伤口流出。人的皮肤分为表皮(在最外层),表皮的下面是真皮,含有丰富的血管和神经,再下面是皮下组织。擦伤最外层的表皮,不会出血很多,但比较痛。

(二) 擦伤护理方案

1. 处理流程 见图 1-8-3。

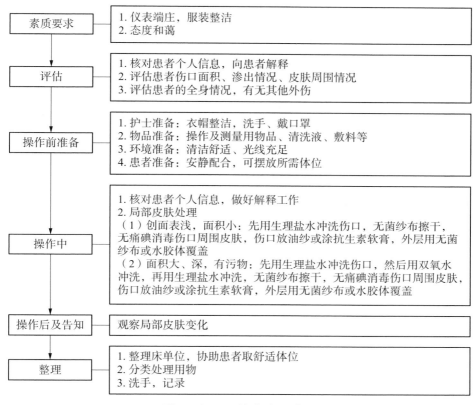

图1-8-3 擦伤处理流程

2. 擦伤敷料选择 见表1-8-6。

表1-8-6 擦伤敷料选择

临床症状	处 置	
	方法	敷料实图
创面表浅，面积小	选用水胶体敷料，3～5天更换一次	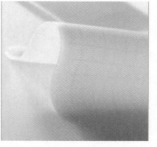

临床症状	处　置	
	方法	敷料实图
面积大、深	1. 内层敷料:选用脂质水胶体敷料 2. 外层敷料 （1）纱布 （2）水胶体敷料,1～3天换药	

3. 注意事项

（1）全身评估:处理伤口前要先评估患者有无其他外伤,避免延误诊治。

（2）敷料的选择:对于面积较小,渗液较少的伤口,可选择水胶体敷料,给予伤口湿性环境,促进伤口愈合;如外敷料用纱布,建议伤口内敷料用脂质水胶体敷料或涂抗生素软膏,避免伤口结痂,与纱布粘连。

（3）冲洗液的选择:除伤口较深,怀疑污染外,一般不需用双氧水冲洗,仅用生理盐水冲洗即可。

（4）消毒液的选择:创面用生理盐水冲洗干净,可用抗生素软膏外涂。不建议用酒精消毒创面,避免引起剧烈疼痛。也不建议涂紫药水（龙胆紫）,此药虽杀菌力较强,但有较强的收敛作用,涂后容易形成硬痂,而痂下组织渗出液存积,反而容易导致感染。

三、切割伤

（一）简述

切割伤是指皮肤、皮下组织或深层组织受到玻片、刀刃等锐器划割而发生破损裂伤。伤口比较整齐,面积小,但出血较多,少数伤口的边缘组织因有破碎而比较粗糙,严重者可切断肌肉、神经、大血管等,甚至使肢体离断。切伤的形成机制是锐器刃口在压力和牵引力作用下,在体表作切线移动,组织被切割断裂形成的损伤。切割伤大多数呈线形创伤,创口长短、深浅不一,创缘光滑,两侧创缘能完好对合,创角尖锐,创壁平整,创腔内无组织间桥,创底的骨膜可被切断,在骨质上留下线条状划痕。伤口出血程度跟受伤的长度与深度相关,如伤及大动脉,则出血量较大;伤及大静脉可形成血栓;伤及神经则可能出现表皮挛缩,运动受限,神经反射迟钝或消失。

（二）切割伤护理方案

1. 处理流程 见图1-8-4。

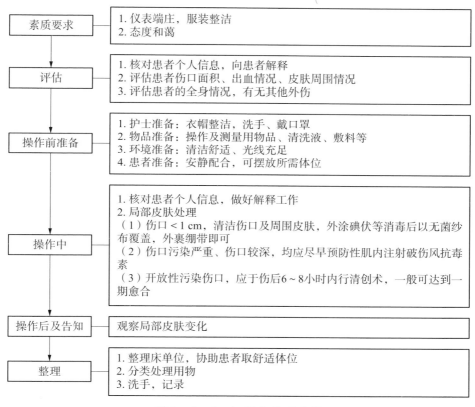

素质要求	1. 仪表端庄,服装整洁 2. 态度和蔼
评估	1. 核对患者个人信息,向患者解释 2. 评估患者伤口面积、出血情况、皮肤周围情况 3. 评估患者的全身情况,有无其他外伤
操作前准备	1. 护士准备:衣帽整洁,洗手、戴口罩 2. 物品准备:操作及测量用物品、清洗液、敷料等 3. 环境准备:清洁舒适、光线充足 4. 患者准备:安静配合,可摆放所需体位
操作中	1. 核对患者个人信息,做好解释工作 2. 局部皮肤处理 （1）伤口<1 cm,清洁伤口及周围皮肤,外涂碘伏等消毒后以无菌纱布覆盖,外裹绷带即可 （2）伤口污染严重、伤口较深,均应尽早预防性肌内注射破伤风抗毒素 （3）开放性污染伤口,应于伤后6~8小时内行清创术,一般可达到一期愈合
操作后及告知	观察局部皮肤变化
整理	1. 整理床单位,协助患者取舒适体位 2. 分类处理用物 3. 洗手,记录

图1-8-4 切割伤处理流程

2. 注意事项

（1）评估:检查创伤首先要观察患者的生命体征,其次检查受伤部位。要了解伤口的位置、形状、大小、边缘、深度,伤口出血的性状、外露症状等,还有伤口的污染情况以及伤口内有无异物留存。

（2）感染伤口处理:行细菌培养;行清创术,但不予缝合,给予换药治疗,待感染控制后再行缝合;可用持续性封闭式负压吸引治疗,促进创面清洁后再行缝合封闭;轻度感染切口,可清创缝合后使用持续封闭式负压吸引装置促进愈合;张力较大切口,清创缝合后可应用皮肤拉拢器拉拢减张。

（3）切口伤及内脏并发骨折等,应先以抢救生命、防止病情加重为原则,由其他专科协助治疗。

3. 健康指导

（1）止血:发生切割伤时,先用无菌纱布或清洁物品止血,再用绷带固定住。当伤口流血不止时,就要用直接压迫法止血,即用手指或者手掌直接压住伤口,依靠压力阻止血流,使伤口处的血液凝成块。如果是手指出现割伤,而且伤口流血较多,应紧压手指两侧动脉,在施压5～15分钟后,一般便可止血。如果是其他部位割伤,均要加压止血。必要时可用止血带在出血处以上部位扎紧,阻断血流,并立即医院就诊。使用止血带时要注意间隔时间,一般建议一小时放松一次,止血时间不宜过长,最长不能超过4小时,以免导致四肢远端的肢体或者肌肉缺血坏死。

（2）离断肢体的保存:如发生手（足）指（趾）切断,应干净纱布包好,低温保存,尽快安排手术行断指（趾）显微镜下再植。

（杜锦霞　彭　飞）

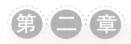

造口护理方案

第一节

造口基础知识

一、简述

肠造口（intestinal stoma）就是人们常说的"人工肛门"，这一词来源于古希腊，希腊文"stoma"翻译为"出口"或"孔"。最早可追溯到古希腊战争时期，战士们因战伤或疾病所致，以前的造口大都是自然形成的。而现代的造口术是为了治疗疾病的需要，将肠道的其中一部分肠管置于腹部表面，将开口缝合在腹壁，便于排泄粪便。我国造口康复治疗起步比较晚。1984年才开始有学者对肠造口关注，为造口患者治疗提供方便。

现如今，结直肠癌已经成为是全球性重大公共健康问题。2018年国际癌症研究所（International Agency for Research on Cancer，IARC）的报告显示：全球范围内新增结直肠癌病例约185万人，占全球癌症发病的10.2%，死亡病例约88万人，占全球癌症死亡病例的9.2%，发病率和病死率分别处于第三位和第二位。我国结直肠癌发病人数也呈逐年上升趋势，每年我国新增结直肠癌病例约52万人，占我国癌症发病的12.2%，死亡病例约25万人，占我国癌症死亡病例的8.6%，发病率和病死率分别处于第二位和第五位。

随着结直肠癌患者的增多，造口的数量也随之增多。据统计，美国每年有

12 万以上的患者行腹部造口,至今累计造口患者 100 万人;我国每年新增肠造口患者超过 10 万人,累计肠造口患者已超过 100 万人。由于疾病相关、患者自护能力等多种因素,造口术后存在多种并发症,主要分为造口周围皮肤并发症及造口并发症两大类,其中造口周围皮肤并发症包括刺激性(粪水性)皮炎、过敏性(接触性)皮炎、真菌感染、机械性损伤、假疣性表皮增生、造口周围静脉曲张、尿结晶、银屑病、黏膜移植等;造口并发症包括造口缺血坏死、造口出血、造口皮肤黏膜分离、造口回缩、造口狭窄、造口水肿、造口黏膜肉芽肿、造口脱垂、造口旁疝等。这些并发症的存在严重影响了患者的生活质量,为了减少造口术后并发症的发生,我们可以通过围手术期的系统管理来预防并发症的发生,提高患者的生活质量。

二、评估方法

评估造口的危险因素,可以帮助医护人员有效地找出哪些患者处于造口发生并发症的高度危险中,及时采取措施预防或者治疗。目前,临床上主要是针对造口周围皮肤评估及造口进行评估。国内外评估工具包括 OST 工具(DET 评分及 AIM 护理指南)、CPS 工具、SACS 工具、SCORI 工具、造口评分表、OCSI 工具等。目前临床上应用较为广泛的工具是 OST 和 SACS。而对于造口的评估采用成人造口护理团体标准的造口评分标准。

(一)造口周围皮肤评估工具

1. OST 工具 OST 工具对造口周围皮肤的异常情况描述包括 3 种:变色(Discoloration,D)、侵蚀(Erosion,E)和组织增生(Tissue overgrowth,T),因此又称 DET 评分表(表 1-1)。每个维度均包括造口周围皮肤受影响的面积(受影响皮肤占造口底盘所覆盖造口周围皮肤面积的比例)和严重程度 2 个方面。面积评分等级为 0~3 分,严重程度评分为 0~2 分。3 种皮肤异常的分数相加即为 DET 总分,DET 评分最低分 0 分,最高分 15 分,具体评分内容及标准见表 2-1-1。

表 2-1-1 DET 评分表

项目	受影响的面积	得分	严重程度	得分
D-变色	没有颜色改变	0	没有颜色改变	0
	<25%	1	有颜色改变	1

续　表

项目	受影响的面积	得分	严重程度	得分
D-变色	25%～50%	2	有颜色改变并伴有并发症,如疼痛、发亮、硬结感、发热、瘙痒、烧灼感	2
	>50%	3		
E-侵蚀	没有浸渍/溃疡	0	没有浸渍/溃疡	0
	<25%	1	损伤仅累及表皮层	1
	25%～50%	2	损伤累及至真皮层伴有并发症,如潮湿、渗血或溃疡等	2
	>50%	3		
T-组织增生	没有组织增生	0	没有组织增生	0
	<25%	1	增生组织高于皮肤水平	1
	25%～50%	2	增生组织高于皮肤水平并伴有并发症,如潮湿、出血、疼痛等	2
	>50%	3		

　　2. CPS 工具　CPS 工具是瑞典学者针对尿路造口周围皮肤的临床表现发展而成的,包括:未见明显损伤、皮肤发红(erythematous erosive,E)和皮肤增生(pseudo verrucose,P)3 种类型。皮肤损伤的严重程度被分为轻度和重度,分别用"＋""＋＋"来表示。轻度皮肤发红(E＋)指造口周围皮肤出现面积<1 cm×2 cm 的丘疹样或黄斑样病变,伴/不伴面积<1 cm×1 cm 的小水疱小破损;重度的皮肤发红(E＋＋)指造口周围皮肤上红斑面积≥1 cm×2 cm,皮肤破损的面积≥1 cm×1 cm。轻度的皮肤增生(P＋)指紧靠造口的皮肤上出现 2～3 mm 高的疣状小结节;重度的皮肤增生(P＋＋)指紧靠造口的皮肤上出现 5～10 mm 的小结节。

　　3. SACS 工具　SACS 工具最早起源于意大利,现已由美国和意大利造口治疗师护士学会和医师学会权威认证。该工具包括 2 个方面内容:皮肤损伤的深度、造口周围皮肤损伤的范围。

　　(1) 皮肤损伤深度:皮肤损伤深度包括 5 级。①充血性损伤(L1):造口红肿伴皮肤完整;②糜烂性损伤(L2):开放性损伤病变未累及皮下组织,部分皮层损失;③溃疡性损伤(L3):开放性损伤累及皮下组织,全层皮肤缺损;④溃疡性损伤(L4):全层皮肤损伤,伴或不伴有坏死组织;⑤增殖性损伤(L5):存在异常增生,即增生、肉芽肿、赘生物。

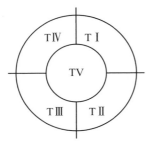

图 2-1-1　皮肤损伤范围

(2)皮肤损伤范围:根据部位确定(T)的位置。①TⅠ:造口左上象限周围皮肤,造口方向 12～3 点;②TⅡ:造口左下象限周围皮肤,造口方向 3～6 点;③TⅢ:造口右下象限周围皮肤,造口方向 6～9 点;④TⅣ:造口右上象限周围皮肤,造口方向 9～12 点;⑤TV:所有象限。具体如图 2-1-1 所示。

根据皮肤损伤的深度和范围,记录方法:造口左下象限周围皮肤有糜烂性损伤即 TⅡ 区域有 L2 损伤,可记录为 TⅡ,L2。

4. SCORI 工具　SCORI 工具是 Williams 等学者于 2010 年对造口观察指数(Ostomy Observation Index)工具改编而来,并添加了对 PSCs 严重程度的描述。该工具将造口周围皮肤分为正常和存在 PSCs 两类。正常的造口周围皮肤指与正常的腹部皮肤没有区别的皮肤。PSCs 包括过敏(allergy)、溃疡(ulceration)、红斑(erythema)、浸渍/侵蚀(macerated/eroded)和刺激(irritation)。PSCs 的严重程度则被分为从轻度到重度 5 个级别。

5. 造口评分表　造口评分表是我国学者腾莉等于 2013 年在 DET 评分和护理记录表格的基础上发展而来。该工具对 PSCs 和造口狭窄、造口脱垂、造口旁疝、造口回缩、造口黏膜与皮肤分离进行描述,并有相应的护理指导。PSCs 被分为表皮发红伴疼痛、表皮破溃、破溃面积≤底盘 50%、破溃面积＞底盘 50%、破溃表面有脓性分泌物或有组织增生 5 种表现,分别赋值 1 分,分数相加为总分。

6. OCSI 工具　OCSI 工具是美国印第安纳大学护理学院 Pittman 等于 2014 年开发,用于评估 PSCs 和造口并发症。该团队建构了造口相关并发症概念框架,在此指导下遵从 DeVellis 的工具开发方法发展了该工具。OCSI 工具对 PSCs 和造口并发症以及各自的严重程度进行了描述。PSCs 包括造口周围刺激性皮炎、造口黏膜皮肤分离、皮肤增生、渗漏;造口并发症包括造口疼痛、造口出血、造口坏死、造口狭窄、造口回缩。每个并发症的严重程度被分成轻度、中度和重度,赋值 1 分、2 分、3 分,0 分代表没有并发症出现。9 种并发症的得分相加即为总分,得分范围为 0～27 分,分数越高表示造口相关并发症越严重。

(二) 造口评估

术后需每日进行造口评估及时发现造口及周围有无异常(表 2-1-2)。

表 2-1-2　造口评估的项目及内容

评估项目	评估内容
位置	右上腹、右下腹、左上腹、左下腹、上腹部、切口正中、脐部
类型	按时间可分为永久造口和临时造口,按开口模式可分为单腔造口、双腔造口和袢式造口
颜色	正常造口为鲜红色,有光泽且湿润,颜色苍白提示贫血,暗红色或淡紫色提示缺血,黑褐色或黑色提示坏死
高度	造口理想高度为 1~2 cm,若造口高度过于平坦或回缩,易引起潮湿相关性皮肤损伤,若突出或脱垂,会造成佩戴困难或造口黏膜出血等并发症
形状	可为圆形、椭圆形和不规则形
大小	可用量尺测量造口基底部的宽度。若造口为圆形应测量直径,椭圆形宜测量最宽处和最窄处,不规则的可用图形来表示
黏膜皮肤缝合处	评估有无缝线松脱、分离、出血、增生等异常情况
造口周围皮肤	正常造口周围皮肤颜色正常、完整的。若出现皮肤红、肿、破溃、水疱、皮疹等情况,应判断出现造口周围皮肤并发症的类型
袢式造口支撑棒	评估支撑棒有无松脱、移位、压迫黏膜和皮肤
排泄物	一般术后 48~72 小时开始排泄,回肠造口最初为黏稠、黄绿色的黏液或水样便,量约 1500 mL,逐渐过渡到褐色、糊样便、颜色、性状、气味等;结肠造口排泄物为褐色、糊状或软便。若排泄物含有血性液体或术后 5 天仍无排气、排便等均为异常

(李　冬)

第二节

造口及周围皮肤并发症护理方案

一、造口皮肤黏膜分离

造口皮肤黏膜分离是造口手术早期并发症之一,大多发生在术后 1~3

周,主要表现为造口黏膜缝线处的组织愈合不良,造口黏膜与腹壁皮肤的缝合处产生开放性伤口,如果发现处理不及时易造成造口回缩,直接影响患者术后生活质量;如果分离深达腹腔,则会出现腹腔感染,需进行二次手术,给患者生理及心理造成巨大的创伤。

（一）病因

造口皮肤黏膜分离的原因主要有造口肠壁黏膜缺血坏死、造口黏膜缝线过早脱落、患者腹腔压力过高、造口周围皮下组织切除过多造成缺损、全身营养不良、长期使用类固醇药物、糖尿病患者、造口周围油纱受肠内容物污染后污染伤口等。

（二）分型

（1）根据分离的形状和深度将其分为部分缺陷型或圆周缺陷型、浅缺陷型和深缺陷型。

（2）根据分离面积可分为部分分离和完全分离。

（3）根据分离累及区域分为浅层分离和深层分离。

（三）护理方案

1. 浅层部分分离处理要点

（1）物品准备:生理盐水、无菌纱布或棉球、造口粉（亲水性敷料粉剂）、防漏膏、两件式凸面底盘造口袋、配套腰带。

（2）操作要点:使用生理盐水棉球清洗黏膜分离伤口;评估伤口及造口;根据伤口情况清除坏死组织;清洁造口周围皮肤,保持皮肤清洁;擦干造口周围皮肤及黏膜分离伤口;使用造口粉填充黏膜分离伤口;然后使用防漏膏封闭伤口,防止大便渗入伤口造成伤口感染;使用凸面底盘加腰带进行固定,可减少大便渗入,同时防止因皮肤黏膜分离而造成的造口回缩。

2. 深层部分分离处理要点

（1）物品准备:生理盐水、无菌纱布或棉球、藻酸盐敷料、造口粉（亲水性敷料粉剂）、防漏膏、两件式凸面底盘造口袋、配套腰带。

（2）操作要点:使用生理盐水棉球清洗黏膜分离伤口;评估伤口及造口;根据伤口情况清除坏死组织;清洁造口周围皮肤,保持皮肤清洁;擦干造口周围皮肤及黏膜分离伤口;使用藻酸盐敷料填充黏膜分离伤口;使用造口粉保护造口周围皮肤;然后使用防漏膏封闭伤口,防止大便渗入伤口造成伤口感染;使用凸面底盘加腰带进行固定,可减少大便渗入,同时防止因皮肤黏膜分离而造成的造口回缩。

3. 完全分离处理要点 完全分离极易造成造口严重回缩,甚至发生腹膜炎的症状,因此对于完全分离的患者应及早进行再次手术。

(四)注意事项

(1)术后第 1 天、第 3 天、第 5 天更换造口袋时,密切关注造口情况,注意观察造口黏膜颜色以及造口黏膜与周围皮肤情况,及时发现问题及时处理。

(2)与医生沟通,尽早去除造口周围油纱,患者排便后油纱污染,容易造成黏膜分离。

(3)密切观察糖尿病患者血糖情况,定时检测血糖,发现异常及时处理。

(4)关注患者营养状况,有无术后低蛋白血症等情况出现,指导患者加强营养。

(5)护士掌握造口一般情况做好记录,观察造口动态情况变化。

(6)护士术前应与医生沟通,进行造口定位。

(7)指导患者使用造口腰带,正确咳嗽方法,减少腹腔压力。

经典案例 》

1. 病例摘要 男,65 岁,BMI 28 kg/m²。诊断:直肠黏膜乳头管状腺癌、糖尿病、高血压;治疗:腹腔镜下直肠癌根治术(Miles)。

2. 护理评估 造口评估:结肠造口;位于左下腹;造口为椭圆形;造口大小 3 cm×5 cm;高度 1 cm;造口 9 点方向有黄色坏死组织附着,其余造口黏膜颜色正常;轻度水肿;无支撑棒;周围皮肤平坦、完整、无红肿、破溃;4~8 点方向皮肤黏膜分离宽 4 cm,深 5.5 cm,未及腹腔(图 2-2-1)。

3. 处理过程

(1)第一次处理(图 2-2-2):生理盐水清洗擦干;造口粉使用在肠黏膜上、黏膜分离伤口处、造口周围;造口周围使用

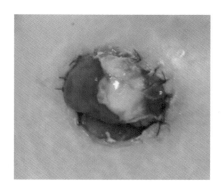

图 2-2-1 造口皮肤黏膜分离

防漏膏,完全封闭住伤口;选择使用凸面底盘,增加造口高度、较少渗漏、降低造口回缩的发生,维持伤口相对清洁环境;使用造口腰带,固定加强凸面底盘效果。

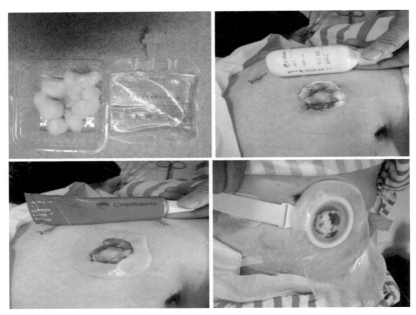

图 2-2-2　造口皮肤黏膜分离第一次处理流程

（2）第二次处理

1）取造口袋、生理盐水清洗后初次评估：底盘完整，无渗漏情况出现；造口处黄色坏死组织已软化；坏死组织处缝线造成皮肤切割伤口。

2）去除坏死组织：使用机械清创（图 2-2-3），去除软化坏死组织，同时拆除缝线。

3）再评估：使用生理盐水清洗伤口后再次评估，造口 3 点至 10 点方向皮肤黏膜分离，最深处 5 cm，最浅处 1 cm，造口颜色红润。

4）伤口处理（图 2-2-4）：①藻酸盐敷料使用：藻酸盐敷料填充至皮肤黏膜伤口内。②造口粉使用：造口粉使用在肠黏膜上、造口周围处，保护肠黏膜及造口周围皮肤。③水胶体敷料使用：水胶体敷料按照造口形状剪孔，隔离敷料及底盘。④防漏膏使用：造口周围一圈使用，完全封闭住伤口。⑤凸面底盘使用：可增加造口高度、较少渗漏、降低造口回缩的发生，维持伤口相对清洁环境。

（3）第三次处理：同第二次处理。

（4）第四次处理：基本愈合（图 2-2-5）。

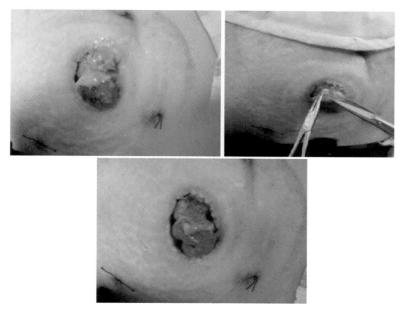

图 2-2-3　机械清除坏死组织流程

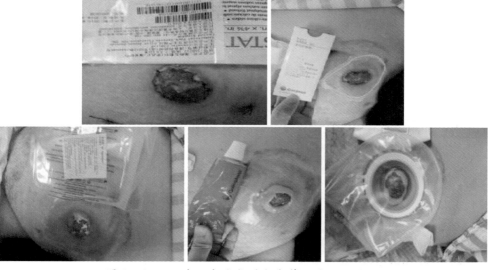

图 2-2-4　造口皮肤黏膜分离第二次处理流程

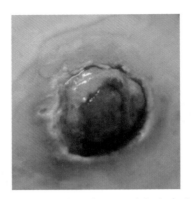

图 2-2-5　造口皮肤黏膜分离愈合后

（周　洁　黄　歆）

二、造口缺血坏死

造口缺血坏死是造口术后早期最严重的并发症之一，一般发生在术后 24～48 小时，主要表现为造口黏膜呈现暗红色、紫色、严重者完全变黑或呈灰白坏死状，会出现恶臭。主要是由于各种原因导致的造口处肠管供血受到影响所致。轻度时患者除造口颜色发生变化外，无其他症状，当坏死严重时，除肠管出现坏死外，患者还可出现发热、血象变化等全身症状，甚至出现腹痛等腹膜刺激征。需要术后密切观察。

（一）病因

各种导致肠管供血障碍的因素均可导致造口缺血坏死，临床上主要的原因有手术因素，包括术中血管损伤、结扎不当、术中肠管游离不充分，肠管张力过高、腹壁开口过小；患者因素包括患者梗阻时间过长，肠管已有长时间缺血、严重的动脉硬化等。

（二）分型

1. 轻度　造口黏膜呈暗红色或者黑色，颜色变化范围较小，不超过造口黏膜的 1/3，造口周围皮肤无变化，没有异常味道，患者无不适症状（图 2-2-6）。

2. 中度　造口黏膜呈紫黑色，范围较大，超过造口黏膜外中 2/3，造口中央黏膜

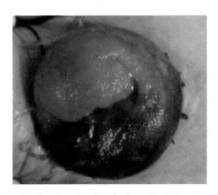

图 2-2-6　轻度造口缺血坏死

呈红色,有异常恶臭,患者无不适症状(图2-2-7)。

3. 重度 造口黏膜全部呈黑色或灰白坏死液化状态,有异常恶臭,当造口坏死肠段在筋膜下时,坏死组织渗透入腹腔,患者可出现腹膜炎等症状以及发热等全身症状(图2-2-8)。

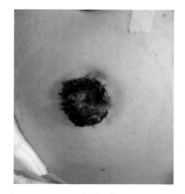 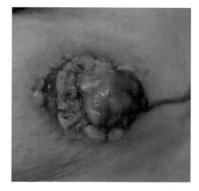

图2-2-7 中度造口缺血坏死　　图2-2-8 重度造口缺血坏死

(三) 护理方案

1. 轻度造口缺血坏死处理要点

(1)物品准备:生理盐水、无菌纱布或棉球、造口粉(亲水性敷料粉剂),两件式透明造口袋。

(2)操作要点:清洁造口周围皮肤,保持皮肤清洁;擦干造口周围皮肤;使用造口粉喷洒在造口上,使用两件式透明造口袋收集粪便,并随时观察造口颜色变化。

2. 中度造口缺血坏死处理要点

(1)物品准备:生理盐水、无菌纱布或棉球、藻酸盐敷料、造口粉(亲水性敷料粉剂)、防漏膏、两件式透明底盘造口袋、透明试管、石蜡油。

(2)操作要点:清洁造口周围皮肤,保持皮肤清洁;擦干造口周围皮肤,通知医生,必要时遵医嘱拆除缝线1~2针,使用透明试管观察肠管缺血深度与范围;使用造口粉喷洒在造口上,可保护造口,溶解坏死组织,如坏死组织与正常组织界限清晰时,可尝试机械清创,去除坏死组织;对于黏膜分离伤口使用银离子敷料填充黏膜分离伤口;使用造口粉保护造口周围皮肤;然后使用防漏膏封闭伤口,防止大便渗入伤口造成伤口感染;使用凸面底盘加腰带进行固定,可减少大便渗入,同时防止因皮肤黏膜分离而造成的造口回缩。

3. 重度造口缺血坏死处理要点   患者发生重度造口缺血坏死极易引起腹膜炎,应立即通知医生进行再次手术;如坏死肠段在筋膜上,未引起腹膜炎,如患者身体条件允许者,为保证患者术后生活质量,也应尽早进行再次手术,进行重造造口;如患者身体条件不允许再次手术时可采取中度造口缺血坏死方法进行保守处理,处理过程中随时观察患者坏死程度,根据患者情况随时汇报医生调整治疗方案。

(四) 注意事项

(1) 术后 48 小时内,密切关注造口黏膜颜色,及时发现问题及时处理。

(2) 随时与医生沟通患者缺血情况,结合患者症状调整治疗方案。

(3) 缺血坏死组织清除后应尽早进行扩肛,防止造口狭窄。

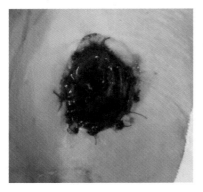

图 2-2-9   重度造口缺血坏死

经典案例 》

1. 病例摘要   女,78 岁,BMI 22 kg/m^2。诊断:直肠腺癌、肺栓塞术后、高血压、糖尿病。治疗:直肠癌切除术(Hartmann)。

2. 护理评估   造口评估:结肠造口;位于左下腹;造口为圆形;造口大小 5 cm×5 cm;高度 1 cm;造口黏膜颜色为全部黑色(图 2-2-9);无支撑棒;周围皮肤平坦、完整、无红肿、破溃。

3. 处理过程

(1) 第一次处理(图 2-2-10):生理盐水清洗擦干;使用石蜡油润滑透明试管,缓慢将试管伸入造口内,观察造口黏膜坏死深度,未观察到坏死深度位置,汇报医生,考虑患者无法耐受二次手术,且暂无腹部体征,给予保守治疗;造口粉使用在肠黏膜上,每日 3 次,加速坏死组织的溶解,选择两件式透明造口袋,方便观察及处理。

(2) 第二次处理(图 2-2-11):生理盐水清洗擦干;机械清创,使用组织剪将界限已清楚的坏死组织进行剪除。仍然将造口粉使用在肠黏膜上,每日 3 次,加速坏死组织的溶解,选择两件式透明造口袋。

(3) 第三次处理(图 2-2-12)

1) 如第二次处理,进行机械清创。

2) 造口评估:造口凹陷,低于造口周围皮肤 1 cm,造口上有少量黄色坏死

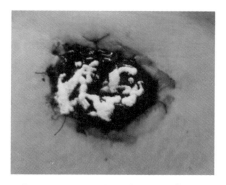

图 2-2-10　使用造口粉(第一次处理)

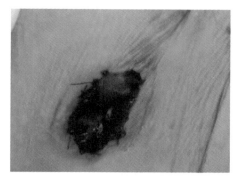

图 2-2-11　自溶清创后造口(第二次处理)

组织,周围黏膜红润。

3) 银离子辅料使用:选择亲水性纤维银离子敷料填充在凹陷造口及周围组织之间。

4) 防漏膏使用:造口周围使用防漏膏。

5) 凸面底盘使用:可增加造口高度、较少亲水性纤维银敷料的脱出、维持伤口相对清洁环境。

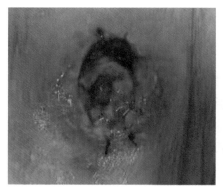

图 2-2-12　机械清创后造口(第三次)

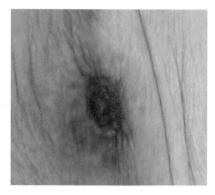

图 2-2-13　愈合后造口(第六次)

(4) 相同方法处理 3 次,每次间隔时间 3～5 天。

(5) 第六次处理(图 2-2-13):伤口基本愈合,造口与周围皮肤平齐,造口大小 1 cm×1.5 cm,粪便成形。指导患者使用两件式造口袋,进行扩肛,防止造口狭窄。

(陈　奕　黄　歆)

三、造口黏膜水肿

造口黏膜水肿是造口手术早期并发症之一,大多发生在术后初期,术后6~8周可以自然消退。然而对于一些严重的造口黏膜水肿,可能引发肠造口缺血,影响排泄等情况,需要及时处理。

（一）病因

造口黏膜水肿的原因主要有肠道压力过大,手术创伤,肠道的应急反应,低蛋白血症,血液、淋巴液回流受阻。

（二）分型

根据水肿情况将其分为轻度肠造口黏膜水肿和重度肠造口黏膜水肿。

（三）护理方案

1. 轻度造口黏膜水肿　轻度造口黏膜水肿不会对患者造成伤害,不需特别处理。

2. 重度造口黏膜水肿

（1）物品准备:生理盐水、无菌纱布,10%生理盐水 20 mL 或 50%硫酸镁 20 mL、造口粉(亲水性敷料粉剂)、两件式造口袋。

（2）操作要点:使用生理盐水棉球清洗造口,评估造口,清洁造口周围皮肤,保持皮肤清洁,用 10%生理盐水或 50%硫酸镁溶液纱布湿敷,后用造口粉进行皮肤保护,一天两次。

（四）注意事项

（1）术后第 1 天、第 3 天、第 5 天更换造口袋时,密切关注造口情况,注意观察造口水肿状态、黏膜颜色以及造口黏膜与周围皮肤情况,及时发现问题及时处理。

（2）关注患者营养状况,有无术后低蛋白血症等情况出现,指导患者加强营养或静脉补充人血白蛋白。

（3）护士掌握造口一般情况做好记录,观察造口动态情况变化,观察患者排气情况,如患者出现无排气且腹胀的情况需立即通知医生采取措施。

（4）造口袋的选择根据造口情况决定,为更方便于湿敷选择两件式造口袋,但如果患者造口偏大,两件式底盘无法满足时亦可选择一件式造口袋。

经典案例 》》

1. 病例摘要　男,48 岁,BMI 27 kg/m^2。诊断:直肠癌、多囊肾;治疗:直肠癌根治术、血透。

2. 护理评估 造口类型：结肠造口；造口部位：左下腹；造口大小：3 cm×4 cm；造口形状：椭圆形；造口高度：3 cm；造口的支架管：无；黏膜颜色：正常，重度水肿；周围皮肤：平坦、完整、无红肿、破溃。

3. 处理过程

（1）评估造口水肿状态（图2-2-14），准备好用物：造口粉、防漏膏、10%氯化钠注射液20 mL、两件式造口袋。

（2）清洁造口及周围皮肤后，擦干造口皮肤。

（3）将浸湿了10%氯化钠注射液的纱布覆盖住造口；或者取下两件式造口袋的收集袋，将浸湿了10%氯化钠注射液的纱布覆盖住造口。湿敷20分钟左右（图2-2-15）。

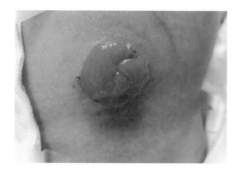

图2-2-14 造口水肿

（4）取下纱布，清洗造口及周围皮肤，使用造口粉保护周围皮肤，并使用防漏膏。

（5）选择佩戴两件式造口袋（图2-2-16）。

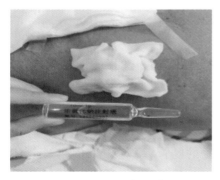

图2-2-15 药物外敷

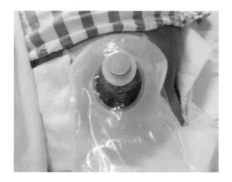

图2-2-16 两件式造口袋使用

（张 玲 黄 歆）

四、造口脱垂

造口脱垂是指肠袢由肠造口内向外翻出，长度可达数厘米，至10～20 cm，造口脱垂即可发生于单腔造口,也可发生于袢式造口;既可发生于结肠造口,也可发生于回肠和泌尿造口。总体上多发生于横结肠袢式造口,脱出的肠段往往为造口的远端肠袢。轻度脱垂肠管外翻 1~2 cm,黏膜水肿呈环状脱出。重度表现为外突性肠套叠,整个结肠肠管外翻脱出,造口脱垂常伴有造口水肿、出血、溃疡、严重者可发生肠扭转,导致阻塞,甚至嵌顿缺血坏死,脱出的肠袢会因为蠕动与造口袋发生摩擦,而引起局部溃疡、渗血,会给患者带来心理压力及自我护理困难,影响造口袋粘贴的稳固性。轻度黏膜脱垂一般可自行回缩,严重者需手术治疗。

(一)病因

(1) 手术原因,腹壁肌层开口过大或浆肌层修剪过多,肠管固定于腹壁不牢。

(2) 回肠造口患者因腹泻、肠管蠕动过快造成肠黏膜脱垂。

(3) 患者因年老、肥胖、多次手术等因素造成腹壁薄弱。

(4) 各种导致腹压增高的因数均有可能成为造口脱垂的诱因,如慢性咳嗽、提举重物、妊娠、剧烈呕吐等,脱出的长度随着腹内的压力增加而增长。

(5) 结肠过于松弛。

(6) 肠造口位置未在腹直肌内开出,缺乏腹直肌支撑。

(二)分型

造口脱垂分为固定和滑动的两种类型。固定的脱垂指过长的肠段永久性的脱出并外翻。可滑动的脱垂指为肠段通过造口开口的薄弱处间歇性突出,通常是由于腹内压引起。

(三)护理方案

1. 造口产品选择　造口脱垂时要注意保护肠管,选择一件式造口袋,造口袋的大小以可以容纳脱垂的肠管为准。

2. 裁剪方法　造口底盘中心孔裁剪合适,其大小以突出肠管最大的直径为准。

3. 手法还纳方法　生理盐水清洗脱垂的肠管后,如肠管水肿,不宜还纳时应先予以 50% 硫酸镁溶液或 10% 氯化钠溶液湿敷造口黏膜 20~30 分钟,再进行手法还纳。造口脱垂手法还纳关键点:左手托住脱垂的肠管,右手示指涂抹石蜡油后,从造口开口处缓慢进入肠管,顺势将脱垂的肠管向腹腔里送,如脱垂出的肠管较长,不能一次完全还纳,在还纳一部分肠管后,示指缓慢退出肠管后,再从造口开口处缓慢进入肠管进行还纳,直至将脱垂的肠管完全还纳。注意还纳过程中不可扭转肠管;示指退指时不要将已还纳的肠管再次带出。

4. 奶嘴固定　祥式造口的远端脱垂时,脱垂部分还纳回腹内,再将奶嘴固定于造口底盘上,奶嘴塞住造口远端,防止肠管再行脱出,这时造口近端仍可排出粪便,不影响造口功能。

5. 手术治疗　脱垂的黏膜有糜烂、坏死;脱垂伴旁疝;固定性脱垂应选择手术治疗。

(四) 注意事项

(1) 护士术前应与医生沟通,进行造口定位。

(2) 避免腹内压增高:剧烈活动、快速起立、抬举重物等动作可加重脱垂。

(3) 注意观察造口及周围皮肤情况,发现问题及时处理,指导患者使用造口腹带,正确咳嗽方法,减少腹腔压力。

(4) 评估患者营养状况,给予饮食指导,改善营养。

(5) 心理上支持:让患者正确认识脱垂的肠管,指导手法还纳,减轻视觉刺激。

(6) 选用合适的造口护理用品,延长造口袋粘贴时间,提高生活质量。

经典案例 》

1. 病例摘要　男,78 岁,BMI 23 kg/m²。诊断:直肠恶性肿瘤盆腔转移姑息性术后;治疗:横结肠肿瘤切除＋横结肠双腔造口。

2. 护理评估　造口类型:横结肠双腔造口;造口大小:4.5 cm×5 cm;造口部位:腹部正中;造口形状:不规则形;造口高度:脱垂;造口血运:造口黏膜颜色正常,轻度水肿(图 2-2-17)。

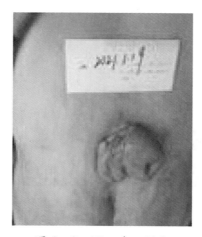

图 2-2-17　造口脱垂

　　3. 处理过程　使用 10%氯化钠溶液湿敷 20 分钟；运用手法还纳脱垂的肠管；造口周围使用造口护肤粉和液体敷料保护周围皮肤；使用防漏膏后，粘贴两件式底盘，使用石蜡油润滑奶嘴及手指，探查后置入奶嘴；将奶嘴缝合固定在底盘上；使用两件式透明袋以便观察造口黏膜颜色，排泄情况；使用有孔腹带支持固定(图 2-2-18)。

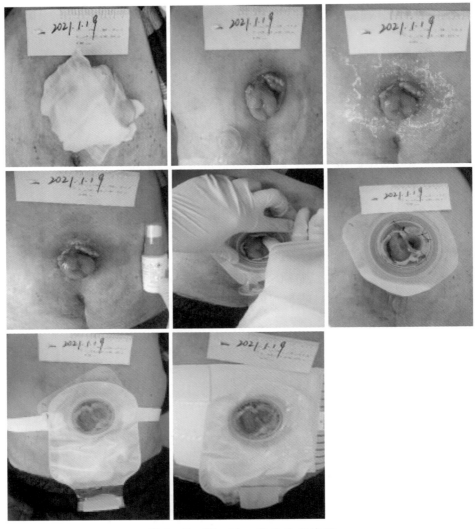

图 2-2-18　造口脱垂处理流程

（周桂花　黄　歆）

五、造口旁疝

造口旁疝(parastomal hernia，PH)是腹壁肠造口术后常见的远期并发症，是由于行肠造口术后腹壁造口环处持续受到向四周回缩的牵拉力，使腹腔内容物通过该缺损向外膨隆形成切口疝，通常发生于造口处或邻近造口的部位(图2-2-19)，它的发病情况和术后的时间成正相关，多发生在手术后两年内，它的发病率在10%~50%。随着时间的推移会发现造口周围慢慢隆起，越来越大的造口伤痕除了影响美观外，患者还会出现腹部不适、腹痛、腹胀等表现，部分患者会发生肠管嵌顿或绞窄坏死，威胁患者生命。

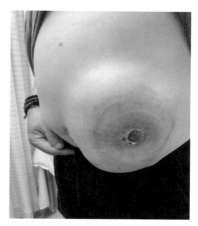

图2-2-19　造口旁疝

(一)病因

引发造口旁疝的原因有多种，为寻找解决的办法以降低造口旁疝的发病率，2010年Pilgrim等将造口旁疝发生的疾病相关因素归纳为三个方面：

1. 疾病进程因素　包括糖尿病、溃疡性结肠炎、肥胖、慢性阻塞性气道疾病等腹内压升高因素、术后感染、激素的应用以及恶性疾病等。

2. 患者因素　包括年龄、吸烟、营养不良、腹壁较为薄弱等。

3. 技术因素　包括是否为急诊手术、是否术前进行造口定位、造口大小等。

(二)分型

(1)临床上造口旁疝常按疝内容物脱出位置和疝囊的解剖结构进行分类，如由Rubin等所提出的分类方法

1)真性造口旁疝：腹膜囊经腹壁缺损突出，位于皮下或组织间，发生率最高，占90%。

2)造口间疝：常合并肠造口脱垂，腹内肠管随肠造口肠袢向皮下突出，筋膜缺损并且扩大。

3)皮下脱垂：腹壁筋膜完整，由肠造口处肠袢向外突出所致。

4)假性疝：较少见，由于腹壁薄弱或支配腹直肌神经损伤过多，在肠造口侧方出现不因体位改变而变化的弥漫性突出。

(2)2013年欧洲疝学会(European Hernia Society，EHS)引入了一种新

的造口旁疝分类系统(表2-2-1)。该法主要通过评估造口旁疝缺损大小以及是否合并切口疝而将患者分为四个亚群。

表2-2-1 造口旁疝分类

分型	缺损大小(cm)	合并切口疝
Ⅰ型	≤5 cm	无
Ⅱ型	≤5 cm	有
Ⅲ型	>5 cm	无
Ⅳ型	>5 cm	有

(3) 由中华医学会外科学分会和腹壁外科学组制定,根据造口旁疝的直径大小分类该分类法可为手术方案的拟定提供参考。

1) 小型疝:0~3 cm。

2) 中型疝:3~6 cm。

3) 大型疝:6~10 cm。

4) 巨大型疝:>10 cm。

(三) 预防方法

根据造口旁疝发生的原因,采取不同的针对性预防措施。

(1) 对于肥胖患者要适当控制体重,尽量避免腹压增高,如大笑、剧烈咳嗽等。

(2) 术前应由造口治疗师进行造口定位,造口位置选择要适宜。

(3) 造口大小要适宜,一般直径在1.5~2.0 cm,肥胖者可适当扩大,拖出肠管应高出皮肤1~2 cm。

(4) 术中严格无菌操作,预防切口感染,并适当应用抗生素。

(5) 选择适宜麻醉,确保在无张力状态下进行组织缝合。

(6) 术后加强营养支持治疗。

(7) 积极治疗引起腹内压增高的疾病。

(四) 护理方案

1. **处理原则** 造口旁疝严重程度不同,处理方式也不同。对于造口旁疝缺损小、脱出内容物少、无不适症状以及身体情况难以耐受手术的患者,晚期肿瘤患者,姑息性手术以后和发生腹腔或远处转移的患者可采用非手术治疗。非手术治疗最主要的方法是使用造口专用腹带加压固定,防止缺损进一步扩大和疝内容物的进一步突出;同时应治疗使腹内压增高的疾病。非手术治疗无法获得治愈效果,仅能达到延缓造口旁疝继续发展和避免嵌顿的作用。但如果患者出现下列情况,则应尽早考虑手术治疗:

（1）造口旁疝疝块较大者。

（2）疝脱出物回纳困难,有发生急性嵌顿和绞窄性肠梗阻危险的。

（3）造口处肠祥脱垂,引起造口不完全或完全梗阻者。

（4）严重影响患者的美观和生活质量,严重影响造口护理的。

2. 造口腹带使用注意事项　造口旁疝患者应由造口护理专科护士或造口旁疝腹带制造厂商在测量患者的腰腹围尺寸后辅助患者选择腹带,长度应覆盖住造口,在腹带应用过程中需要注意以下几点:

（1）选择腹带时考虑粪便形态,当粪便稀薄时考虑选择有孔腹带,粪便成型时选择无孔腹带,相较于单纯的腹带更推荐使用裤式。

（2）佩戴造口旁疝专用腹带松紧适中,以不影响患者呼吸为宜。

（3）进食或进食后 1 小时可放松腹带,以免患者出现不适。

（4）腹带使用前,患者应平躺于床上,待旁疝充分还纳后,再进行佩戴。

（5）腹带弹力差时应及时更换。

（6）造口袋应从造口腹带内圈处拉出,以免影响造口排泄物排出。

（7）造口旁疝不能还纳者不得使用造口腹带。

3. 造口产品的选择　指导患者选用一件式造口袋,避免使用两件式尤其是凸面底盘,以减少患者换袋过程中出现的腹部用力问题。对于结肠造口患者,如发生造口旁疝,则应停止结肠造口灌洗。

4. 康复锻炼　康复期锻炼从术后第 8 周开始实施,均应在康复治疗师的专业指导下进行,以保证锻炼的有效性及安全性。

（1）仰卧卷腹锻炼腹肌:取平躺仰卧位,膝关节屈曲成 90°,放松背部肌肉和脊柱,两腿并拢呈伸直状态,双脚平放于地面。利用腹直肌收缩的力量抬起上背部同时卷曲身体,注意下背部不能离地。每天 1~2 组,每组 20~40 次。

（2）下腹部锻炼:患者保持坐位或仰卧位,指导患者深吸气或者深呼气时都将腹部最大程度回收,嘱患者不要屏气,维持 5 分钟或更长时间,重复进行15 次左右。

经典案例 》》

1. 病例摘要　患者,女性,60 岁,于一年半前行 Miles 术,术后恢复良好,左下腹结肠造口,平日造口自行居家护理,近期自觉造口周围坠胀感,站立时左右腹部不对称,排气排便正常。

2. 护理评估 患者造口位于左下腹,立位时造口周围腹壁膨出,有坠胀感,大小约4cm,左右腹部不对称(图2-2-20),排气排便正常,仰卧位造口周围膨出完全消退。

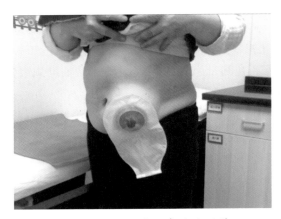

图2-2-20 造口旁疝处理前

3. 处理过程

(1) 嘱患者平卧(图2-2-21),使疝脱出物自行回位。

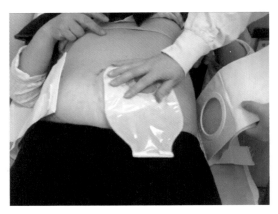

图2-2-21 患者平卧

(2) 为患者选择一件式造口袋:柔软的造口底盘不会对造口旁疝造成二

次伤害。

（3）佩戴造口腰带（图2-2-22）：嘱患者取仰卧位，腹肌放松，轻揉造口周围，将造口旁疝回纳后。指导患者佩戴造口腰带。

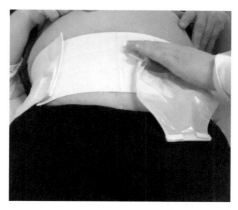

图2-2-22　佩戴造口腰带

（4）健康教育：指导患者自行学会回纳并佩戴造口腹带；学习造口腹带佩戴注意事项；学习减少增加腹部压力的方法；学习加强腹部康复的锻炼操。

（王　瑾　黄　歆）

六、造口回缩

造口回缩为造口低于造口周围皮肤平面。造口回缩易造成渗漏，导致造口周围皮肤问题和造成患者情绪干扰。造口手术术后3个月回缩发生率为3%～7%，术后1年发生率为10%～24%。

（一）病因

术中游离不充分，造成牵拉；肠系膜过短或腹壁过厚而不能有效移动肠道，常见于肥胖人群；造口周围缝线固定不足或缝线过早脱落；支撑棒去除过早；术后短期内体重快速增加；造口坏死后黏膜脱落，瘢痕形成引起回缩；肿瘤复发。

（二）护理方案

（1）对因处理，查明造口回缩的原因，去除病因。

（2）对症处理，解决造口回缩引起的粪便渗漏问题，在皮肤凹陷处使用防漏膏，选择两件式凸面底盘造口袋，配合使用造口腰带。

（3）对于降结肠和乙状结肠造口患者回缩严重者，可指导患者进行结肠灌洗，将粪便定期排出体外。

（三）注意事项

（1）评估患者是否有肝硬化或者腹腔积液等问题，如果有则在为患者选择治疗方案时不能选择增加压力的凸面底盘。

（2）在术前为患者进行好造口定位，避开皮肤凹陷处。

（3）术后指导患者合理进食，控制体重。

（4）进行结肠灌洗时需随时关注患者的情况，一旦出现面色苍白、出汗、腹痛等异常情况，请立即终止灌洗，使患者取平卧位观察，如长时间无法缓解者，应尽快就医。

经典案例 》》

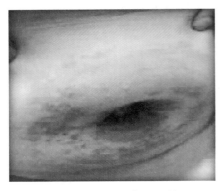

图 2 - 2 - 23　造口回缩

1. 病例摘要　患者，女性，78 岁，Miles 术后 1 年，化疗结束后体重快速增加，1 个月内增加 7.5 kg，患者各项指标均正常，主诉造口袋无法贴合，渗漏严重，每日更换造口袋 3～5 次。

2. 护理评估　患者造口位于左下腹，为单腔造口，颜色鲜红、有光泽且湿润；患者平卧时造口与皮肤平齐，站立时造口凹陷明显；造口周围皮肤多处不规则皮肤缺损（图 2 - 2 - 23）。

3. 处理过程

（1）第一次处理：清洗完造口及周围皮肤后，在皮肤破损处撒造口粉，使造口粉薄薄一层附着在皮肤伤口上，然后使用皮肤保护膜，靠近造口处破损使用防漏膏进行凹陷部分的填补，腹壁处破损皮肤使用裁剪后的水胶体辅料进行保护，最后使用凸面底盘加腰带进行粪便收集。

（2）第二次处理：2 日后患者再次就诊，因凹陷严重，凸面效果不明显，仍然出现渗漏情况。调整治疗方案，给予患者结肠灌洗，灌洗结束后，皮肤破损伤口采用造口粉及皮肤保护膜进行处理。

（3）结肠灌洗方法：准备好 1 000 mL 40 ℃温开水，结肠灌洗用品，便盆。协助患者在隐秘独立空间，取座位，操作者戴手套，探明造口肠腔走向，放置管道至肠腔,控制灌洗速度 100 mL/min。

(4) 此后为患者结肠灌洗 1 次/日,4 日后皮肤破损已基本愈合,指导患者自行在家进行结肠灌洗。

(黄 歆 宋杏花)

七、造口狭窄

造口狭窄是造口缩窄或紧缩。造口直径小于 1.5 cm 时,可诊断为造口狭窄,以单腔造口多见,其发生率 10%。

(一) 病因

手术时皮肤或腹壁内肌肉层开口太小,造口术后黏膜缺血、坏死、萎缩;造口周围愈合不良,皮肤黏膜分离后肉芽组织增生瘢痕收缩;癌细胞生长,自我护理能力差。

(二) 分型

1. 轻度狭窄 排便困难但尚能自主排便者。

2. 中度狭窄 排便困难,需借助手压腹部等外力或使用开塞露等药物协助排便者。

3. 重度狭窄 排便困难,借助外力或药物均无效,常伴有腹痛、腹胀,甚至出现不全肠梗阻者。

(三) 护理方案

定期扩张造口(扩肛),从术后一周即开始。根据造口的狭窄程度选择自己粗细均匀的手指,涂抹润滑剂,如石蜡油等,或者指导患者在出院后使用食用油来进行扩肛处理。扩肛过程中要求患者将手缓慢伸入造口中 4～5 cm,一次 15～20 分钟,1～2 次/天,直到感觉手指没有加紧的感觉即可。注意避免出血、疼痛,避免使用锐器扩张,扩肛手指注意修剪指甲,对于造口狭窄的患者,扩肛需要长期进行。

(四) 注意事项

(1) 发生造口狭窄患者应每日坚持进行扩肛。

(2) 扩肛的过程循序渐进,先选择小指,逐渐改为示指、中指。当患者不适感明显时,不要强行进行扩肛。

(3) 扩肛过程中可能造成轻微出血,可使用造口粉后按压止血。

(4) 患者饮食需规律,避免进食刺激性食物,尽量以软烂易消化食物为主。

（5）嘱患者观察大便形态及排出情况，如大便排出困难及时就医。

（6）造口狭窄患者因需频繁扩肛，易选择两件式造口袋，便于操作。

经典案例 》

1. **病例摘要**　患者，女性，72岁，Miles术后2天出现造口坏死，经处理2周后，造口呈现狭窄状态，尚能够自主排气排便，粪便成型，较细（图2-2-24）。

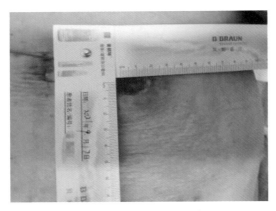　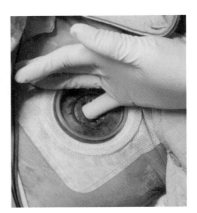

图2-2-24　造口狭窄　　　　　图2-2-25　扩肛

2. **护理评估**　患者造口位于左下腹，为单腔造口，颜色鲜红、有光泽且湿润；造口与皮肤平齐，呈椭圆形；造口周围皮肤完好；造口大小1.5 cm×1 cm。

3. **处理过程**　取下造口袋后对造口进行清洁，完毕后先选择小手指进行扩肛（图2-2-25），对手指进行润滑处理，缓慢将小手指探入造口，如手指能够伸入并未感觉有被加紧的感觉，退出手指，选择较粗的示指，同样进行润滑处理，探入造口，伸入长度2个指节，感受到有夹紧的感觉，患者主诉有轻微疼痛感，嘱患者深呼吸缓解不适感，保持15分钟，退出手指，观察造口有无出血，如有出血则可在造口上撒造口粉，按压止血后佩戴两件式造口袋。

（黄　歆　施丽娇）

八、造口周围肉芽肿

造口周围肉芽肿是造口手术并发症之一，为良性组织，通常发生在黏膜与皮肤接触处,也可发生在造口黏膜上,一粒或多粒围绕着造口的边缘生长。造口黏膜肉芽肿不仅使患者产生疼痛、瘙痒,易伴随出血,而且影响造口袋的粘贴,容易引起渗漏导致造口周围皮炎的发生,给患者生理及心理造成巨大的创伤。

（一）病因

造口周围肉芽肿的原因主要有缝线未脱落、底盘裁剪不合适、底盘过硬、造口袋渗漏等。

（二）护理方案

1. 较小肉芽肿　可直接用止血钳夹去除肉芽肿,然后在创面处使用造口护肤粉然后压迫止血。也可选择凸面底盘加腰带进行固定,底盘裁剪要求将肉芽可置于底盘下,凸面底盘配合腰带使用,可增加造口高度、压迫肉芽生长、减少渗漏刺激肉芽继续增生、降低造口回缩的发生,维持伤口相对清洁环境。

2. 较大肉芽肿　可用硝酸银棒分次点灼,每 3 天处理一次,直至完全消退。

3. 有蒂肉芽肿　对于较大有蒂肉芽肿,可用无菌缝线直接进行根部结扎,阻断肉芽肿血供使肉芽肿缺血坏死脱落。

（三）注意事项

（1）应评估肉芽肿的大小、部位、数量、软硬度、出血情况等,首次处理肉芽肿时应留标本送病理检查。

（2）术后更换造口袋时,密切关注造口情况,是否出现缝线反应,及时发现问题及时处理。

（3）做好患者宣教,裁剪造口底盘时,应先测量造口大小,不可裁剪过小,造成黏膜反复摩擦而形成肉芽肿。

经典案例 》》

1. 病例摘要　患者,男性,52 岁,BMI 指数为 $28\,kg/m^2$,患者诊断直肠黏膜乳头管状腺癌、高血压,已行腹腔镜下直肠癌根治术。

2. 护理评估　结肠造口位于左下腹,单腔造口,为 $5\,cm \times 3\,cm$ 椭圆造口,造口高出周围皮肤1cm,颜色鲜红、有光泽且湿润,无支撑棒;造口周围皮肤12点钟及 3 点钟方向有皮肤破溃,12点钟及 6 点钟方向有轻度肉芽肿,9点钟方向浅层皮肤黏膜分离。

3. 处理过程

（1）第一次处理（图2-2-26）：生理盐水清洗擦干；使用造口粉在肠黏膜上、造口周围；在造口周围使用防漏膏，防止渗漏；选择使用凸面底盘加腰带。

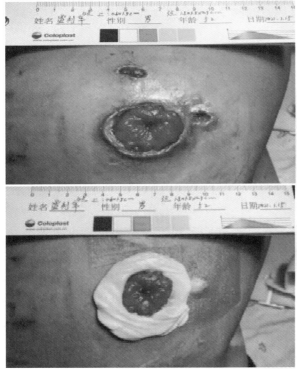
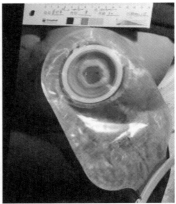

图2-2-26　造口周围肉芽肿处理流程

（2）第二次处理：取造口袋、生理盐水清洗后初次评估，造口底盘完整，无渗漏情况出现，肉芽肿没有继续变大，略微缩小。同第一次处理。

（3）第三次处理：取造口袋、生理盐水清洗后初次评估，底盘完整，无渗漏情况出现，肉芽肿明显缩小，周围皮肤的伤口基本愈合，皮肤黏膜分离愈合。同第一次处理。

（4）第四次处理（图2-2-27）：取造口袋、生理盐水清洗后初次评估，底盘完整，无渗漏情况出现，造口及周围皮肤问题已基本愈合。同第一次处理。指导患者进行居家护理。

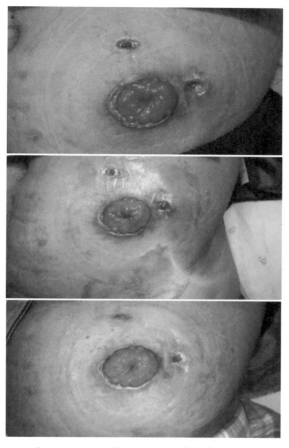

图 2-2-27 造口周围肉芽肿愈合过程

（张丽华 黄 歆）

九、造口出血

造口出血(图 2-2-28)是造口常见并发症之一,大部分造口出血出血量较小,会自行止血,但部分出血量较大,会对患者身心造成不良影响,需要及时处理。

（一）病因

（1）手术中,肠系膜小静脉在结扎的时候,结扎的线出现脱落,从而引起出血

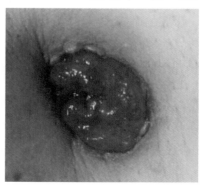

图 2-2-28 造口出血

症状。

（2）造口黏膜受到外力的损伤，或者是物体反复的摩擦。

（3）患者本身有全身性的凝血功能障碍，造成造口出血的情况。

（4）患者长期服用抗凝药物。

（二）护理方案

1. 评估　立即对出血情况进行评估，包括此次出血量，患者血液指标，造口护理习惯、服药治疗情况等。

2. 出血处理

（1）手术造口缝线周围后大量出血，考虑血管结扎异常，通知医生进行处理。

（2）出血连着肠腔时立即通知医生进行处理。

（3）造口黏膜浅表渗血轻微时，可直接压迫 5～10 分钟。

（4）造口黏膜浅表渗血严重时，可在出血位置选择使用造口粉、藻酸盐敷料、1‰肾上腺素溶液的纱布、云南白药粉等止血药品后，再压迫止血。

（三）注意事项

（1）指导患者护理造口时注意保护造口，选择轻柔纸巾进行轻轻擦拭。

（2）日常生活中注意不要硬物撞击造口，造成黏膜损伤。

（3）指导患者日常穿着宽松衣物，不要挤压、摩擦造口。

（4）当反复黏膜出血时及时就医检查凝血指标，及时进行纠正。

（黄　歆　周燕燕）

十、造口周围皮肤损伤

造口周围皮肤损伤是发生率最高的造口并发症，2020 年欧洲一项覆盖 13 个国家的研究显示，73.4% 的造口患者在过去 6 个月中出现了造口周围皮肤并发症。造口周围皮肤损伤包括潮湿相关性皮肤损伤、过敏性接触性皮炎、机械性皮肤损伤。其中发生占比最大的为周围潮湿相关性皮炎。2018 伤口、造口、失禁护士协会（Wound, Ostomy and Continence Nurses Society, WOCN）指南已将刺激性皮炎命名为造口周围潮湿相关性皮炎。是指邻近造口的皮肤因暴露在排泄物中（例如尿液或稀便）引起的皮肤侵蚀或炎症反应，是最常见的造口周围皮肤并发症。因潮湿反复刺激导致的假疣性炎性增生和尿酸盐结晶也属于造口周围潮湿相关性皮炎的范畴。造口周围潮湿相关性皮炎发生于邻近造口的皮肤，通常在造口底盘覆盖下的区域；潮湿来源为造口流出物,包括粪便、尿液、肠道黏液、汗液、伤口渗出物等,或来自外部的潮湿源,比如游泳、泡澡等;临床主要表现为造口周围皮肤出现发红、破损,糜烂,甚至疼痛,受损区域局限于排泄物接触的区域,形状不规则,底盘稳妥性差。

（一）病因

1. 潮湿相关性皮肤损伤病因

（1）造口的构造（高度）及位置不理想。

（2）肠造口护理技能差:

1）皮肤护理问题:清洁不彻底,皮肤不干爽（图 2 - 2 - 29、图 2 - 2 - 30）。

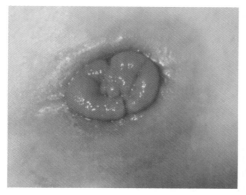

图 2 - 2 - 29　潮湿相关性皮肤损伤之刺激性皮炎

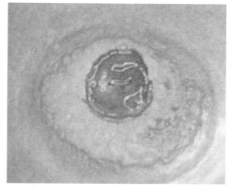

图 2 - 2 - 30　潮湿相关性皮肤损伤之尿酸盐结晶

2）护理技术问题:底盘裁剪不合适,粘贴技巧不掌握,造口底盘使用时间过长,造口袋未能及时排放,造口附件使用不当。

3）患者自理能力差:手的灵活程度差,视力差。

（3）造口用品选择不当。

（4）体位、体型改变:体重增加过多或腹胀,体重过度下降。

（5）肠造口并发症的发生:肠造口回缩、周围肿瘤转移、增生（图 2 - 2 - 31）、旁疝等。

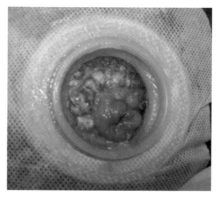

图 2 - 2 - 31　潮湿相关性皮肤损伤之假疣性炎性增生

（6）支架管的留置。

2. 过敏性接触性皮炎病因　患者对造口底盘过敏或造口附件产品过敏（图2-2-32）。

3. 机械性皮肤损伤病因

（1）操作者去除造口袋技巧未掌握好，因撕拉造口底盘过急或过猛，导致皮肤表层被撕开（图2-2-33）。

（2）更换造口袋太勤。

（3）药物、射线对皮肤脆性影响。

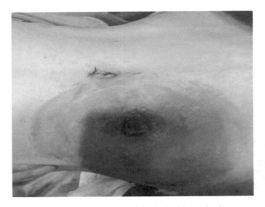 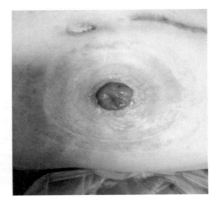

图2-2-32　过敏性接触性皮炎　　　　图2-2-33　机械性皮肤损伤

（二）护理方案

（1）评估导致造口周围皮肤损伤的原因。

（2）确定皮肤损伤的部位、颜色、程度、范围、损伤特点、渗液情况、疼痛情况。

（3）局部皮肤损伤处理

1）温水或生理盐水清洗造口及其周围皮肤，并轻轻抹干皮肤。

2）选用肠造口周围皮肤评估工具对受累皮肤进行评估。

3）根据受累深度进行处理：①受累深度局限于表皮，仅仅红斑：局部涂抹护肤粉，喷洒无痛保护膜。②皮层损伤，少量渗出液：可以涂抹少量护肤粉，粘贴薄型水胶体。③大量渗出液：可以使用藻酸盐或亲水纤维，外层泡沫。

（4）病因处理

1）造口周围潮湿相关性皮炎：①正确使用造口附件产品，使用防漏膏等产品,做好防护,避免皮肤再次暴露于排泄物中。②对于造口回缩、低平、肠造口偏向一侧及高排泄量的造口者宜选用凸面底盘加腰带。③重新评估和指导患者肠造口护理技能。④建议尿路造口患者在夜间将造口袋与床边引流袋连接,预防尿液导致皮肤底盘损坏并导致泄露。⑤考虑对类似于疣的病变部位进行局部治疗:用硝酸银灼烧病变部位。

2)过敏性接触性皮炎:更换造成过敏的造口产品。

3)机械性皮肤损伤:①指导操作者正确的去除造口袋的方法。②在去除造口袋过程中可选择使用黏胶去除剂帮助去除,减少撕拉。③结肠造口患者粪便已成型情况下可选择粘性较低底盘。

(三)注意事项

(1)对于回肠造口患者,粪便的收集很重要,造口产品的选择也尤为重要,不同时期患者造口的形状、大小、排泄物形状等都会有所改变,需要我们不断动态评估,根据患者情况选择造口产品。

(2)在条件允许的情况下,护理人员应在术前对患者进行造口定位,与医生多沟通造口位置。

(3)底盘中心孔大小应剪裁合适,每次更换时应测量造口形状及大小,根据造口形状与大小剪裁造口底盘。

(4)造口袋粘贴后应保持体位10～15分钟,必要时手掌或电吹风加温。

(5)底盘使用时间不宜过长,发现渗漏立即进行更换。

经典案例 》

1. 病例摘要 患者,男性,61岁,BMI 23.7 kg/m²,患者诊断肠梗阻,2019 - 05 - 08因诊断"机械性肠梗阻"行"乙状结肠部分切除＋小肠切开减压术",术后并发小肠瘘;2019 - 05 - 13行"回肠袢式造口＋小肠瘘修补＋腹腔冲洗引流术",2020 - 02 - 27又因"不全性肠梗阻"急诊入院手术,行腹腔镜机器人援助操作下结肠次全切除术＋腹腔镜下肠粘连松解术＋原回肠袢式造口回纳术＋新回肠袢式造口术。

2. 护理评估 造口类型:回肠袢式造口;造口大小:3.5 cm×3 cm;造口部位:脐左侧;造口形状:不规则形;造口高度:0.3 cm;造口的支架管:无;造口周围腹壁:柔软、内陷;造口周围皮肤:发红、破溃;造口2～3点、7～10点方向均可见皮肤与黏膜分离;DET评分:3＋3＋0＝6分(图2 - 2 - 34)。

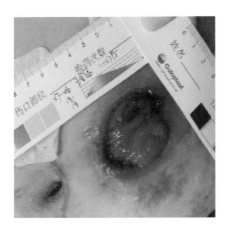

图 2-2-34　刺激性皮炎伴皮肤黏膜分离伤口

3. 处理过程

（1）第一次处理（图 2-2-35、图 2-2-36）：生理盐水清洗擦干；使用造口粉在肠黏膜上、造口周围；将皮肤保护膜均匀喷洒在造口周围皮肤上；皮肤黏膜分离处使用抗菌敷料；在造口周围使用防漏膏，防止渗漏；选择使用凸面底盘加腰带。

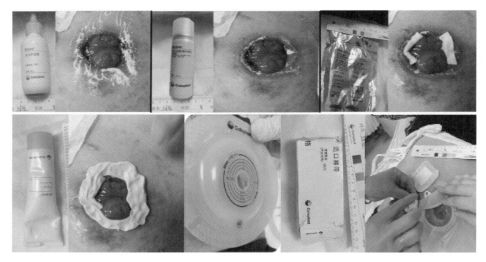

图 2-2-35、图 2-2-36　刺激性皮炎伴皮肤黏膜分离伤口处理流程

（2）第二至四次处理：同第一次。

（3）第五次处理（图 2-2-37）：患者愈合，指导患者自护并指导扩肛。

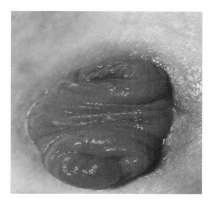

图 2-2-37　愈合伤口

（傅海霞　张启颖　黄　歆）

十一、造口周围毛囊炎

造口周围毛囊炎（图 2-2-38）为毛囊引起了化脓性的炎症，为造口周围皮肤毛囊处出现红疹或发红、破皮、小斑点，甚至毛囊处出现脓疱，伴随疼痛、瘙痒感。

（一）病因

（1）患者毛发稠密，更换底盘时，损伤毛发，形成创口。

（2）毛发松动，细菌入侵。

（3）粘贴时间过长，皮肤长期处于密闭潮湿环境中。

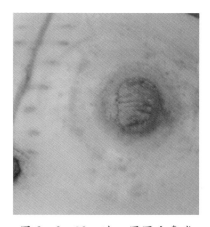

图 2-2-38　造口周围毛囊炎

（二）护理方案

（1）评估：评估造口周围毛囊炎的临床表现，必要时遵医嘱进行细菌培养明确感染类型，根据细菌培养结果选择相应药物治疗。

（2）如毛囊炎症状较轻，患者自行护理时采取以下方法。

1）选用抗菌皮肤清洗剂清洗造口周围皮肤。

2）使用剪刀将稠密的毛发剪除。

3）擦干皮肤后外涂百多邦等抗生素软膏或粉末，保持在皮肤上 20 分钟左右，然后清洗干净。

4）擦干皮肤后按照常规更换流程佩戴好造口袋。

（3）如毛囊炎已有脓肿，患者及时就医。

1）选用抗菌皮肤清洗剂清洗造口周围皮肤。

2）使用剪刀将稠密的毛发剪除。

3）擦干皮肤后给予脓肿切开排脓，切开伤口内使用银离子等抗菌敷料填塞，外层使用水胶体敷料。

4）然后粘贴造口袋。

（三）注意事项

（1）去除毛发时尽量选用剪刀进行剪除。

（2）毛发稠密者、频繁发生毛囊炎或永久造口患者可考虑使用永久脱毛。

（3）皮肤清洁剂可选用抗菌皮肤清洁剂。

（4）如自行处理效果欠佳时应及时就医进行细菌培养，明确细菌类型，对症选择抗菌药物。

（董 兰 黄 歆）

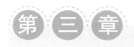

失禁护理方案

第三章

第一节

尿失禁护理方案

一、简述

尿失禁是尿液经尿道不自主的漏出，由膀胱压力过高和（或）尿道压力过低引起，是排尿障碍性疾病的常见症状。年龄越高，发病率越高，女性比男性更为常见。文献报道，中国 60 岁以上老年人中男性尿失禁患病率为 5%～28%，女性尿失禁患病率为 25%～40%。尿失禁不是一个独立的疾病，是各种原因引起的不自主漏尿。国际尿控协会（International Continence Society，ICS）将尿失禁定义为"尿液不自主的流出"，同时应在描述时明确其相关因素，比如尿失禁的类型、进展过程、严重程度、加重及缓解因素、对个人生活质量及精神方面的影响、患者自身的耐受程度以及治疗意愿等。尿失禁的发生，主要是由于膀胱储尿期时，膀胱内压力超过了尿道阻力，尿液就会失去控制，它不同于非经尿道漏尿的尿瘘，如尿道阴道瘘、膀胱阴道瘘。它可发生于许多疾病，可见各种年龄和不同性别。尿失禁的原因是多方面的，而且在不同的年龄、性别的人群中尿失禁的发生类型的构成有各自特点。如在女性中压力性尿失禁、急迫性尿失禁最为常见，在女童中持续性漏尿常为输尿管开口异位；在男性中以前列腺增生症中的急迫性尿失禁与充盈性尿失禁以及前列腺术后尿失禁最常见，在男童中由后尿道瓣膜引起的充盈性尿失禁较为常见。尿失禁虽然不会威胁患者的生命,但尿液对皮肤的刺激和异味的产生给患者生活带来诸多不便,并导致沉重的心理负担,如精神焦虑、自卑、抑郁、沮丧等负面影响,久而久之,患者开始慢慢禁锢自己,心理学角度称之为"社交癌"。长期以来,尿失禁一直是泌尿外科临床工作中的一个难以攻克的难题。近 20 年来,随着尿流动力学的发展及下尿路神经解剖学、排尿生理学、神经生理学等多学科的发展,人们对尿失禁的认识与理解不断深化,从而在尿失禁的机制研究、诊断与治疗方面取得了令人欢欣鼓舞的成绩。

二、评估方法

尿失禁评估诊断主要依据主观症状和客观检查,并需除外其他疾病。本病的评估诊断步骤应包括确定诊断、程度诊断、分型诊断。

（一）确定诊断

1. 询问病史

（1）一般情况:认知能力、生活习惯、活动能力等。

（2）发病时期:是先天性还是成长期发病,是否因外伤、手术、分娩、服药后而发病等。

（3）发病原因:是咳嗽、打喷嚏时失禁,还是来不及上厕所而失禁,或是与特定状况无关的失禁等。

（4）伴随症状:是否伴有泌尿系其他症状:如尿频、血尿、排尿困难、尿路刺激征及夜尿等症状,下腹或腰部不适等。

（5）排尿活动:感觉尿意后,到厕所太费时间,或是为排尿而解衣服的动作太慢。

（6）排尿环境:厕所等环境是否有变化。

（7）其他病史:有无现病史、既往病史。可构成尿失禁原因的疾病有:脑梗死、脑出血;神经系统疾病:帕金森病、脊髓小脑变性症、橄榄体脑桥小脑萎缩症等;子宫脱垂、子宫肌瘤;子宫癌术后、放疗后;腰痛症;脑、脊椎、脊髓手术;直肠癌术后。

（8）服药经历:α-受体阻断剂和利尿剂可使尿失禁加重。抗抑郁药和抗过敏药等可导致排尿障碍。

2. 体格检查

（1）一般状态:生命体征、身体活动能力及协调能力等。

（2）全身体检:神经系统检查包括下肢无力、会阴部感觉、肛门括约肌张力及病理征等;腹部检查注意有无尿潴留体征。

（3）专科检查:有无盆腔脏器膨出及程度;外阴部有无长期感染所引起的异味、皮疹;棉签试验了解尿道活动度,双合诊了解子宫水平、大小和盆底肌收缩力等;直肠指诊检查括约肌肌力,并观察有无直肠膨出。必要时可行尿失禁压力诱发试验(压力诱发试验是一项用于检查排尿是否正常的辅助检查方法)。正常排尿时腹压增高,膀胱逼尿肌收缩,尿道括约肌松弛,三者协调同步进行,完成排尿动作,将尿液排出体外。排尿反射的初级中枢位于骶髓,但受大脑皮层与脑干的控制,中枢传入传出神经受损或功能障碍时,排尿功能发生异常,则导致尿失禁或尿潴留。通过此项检查可以判断相应的病征。压力诱发实验:患者仰卧,双腿屈曲外展,观察尿道口,咳嗽或用力增加腹压同时尿液漏出。腹压消失后,漏尿也同时消失则为阳性。阴性者站立位再行检查。检查时应同时询问漏尿时或之前是否有尿急和排尿感。若有则可能为急迫性尿失禁或合并有急迫性尿失禁。

3. 其他检查 实验室检查,尿流率,残余尿检测。

4. 评估方法及工具

（1）疑似尿失禁时,采用"评估尿失禁类型问卷"(表 3-1-1),判断有无压力性尿失禁。

表 3-1-1　尿失禁类型问卷

问　　题	选　　项
1. 在过去的 3 个月内,您是否有过漏尿(包括很小量的)?	有(继续作答) 无(问卷调查结束)
2. 在过去 3 个月里,您是在以下什么情况下漏尿(可多选)?	A. 正在进行某种活动,例如咳嗽、打喷嚏、提重物、运动时 B. 急切想要排尿时,来不及上洗手间 C. 没有身体活动或急迫的感觉

注:第 2 个问题选项为 A 时,视为存在压力性尿失禁。

（2）排尿日记:排尿日记(voiding diary,VD)指在一定时间内用特定的表格连续记录自然状态下的排尿相关数据。Jimenez-Cidre 等研究发现,排尿日记记录 3 天具有较好的可行性和准确度,因此建议患者连续记录 72 小时排尿情况,包括每次饮水时间、饮水量,排尿时间、尿量、尿失禁时间和伴随症状等。但对于漏尿较轻的患者,建议将排尿日记延长至 7 天,可以更准确地获得患者的情况。

（3）国际尿失禁咨询委员会尿失禁问卷表简表（international consultation on incontinence questionnaire-short form，ICI-Q-SF）：该量表（表3-1-2）适用于评估尿失禁的发生率以及尿失禁对患者的影响程度，量表内容包括漏尿次数、漏尿量、漏尿对日常生活影响程度和何时漏尿4项内容。

（4）尿动力学检测：①非单纯性压力性尿失禁；②压力性尿失禁。

表3-1-2　国际尿失禁咨询委员会尿失禁问卷表简表（ICI-Q-SF）

尿潴留的评分
许多患者时常漏尿，该表将用于调查尿失禁的发生率和尿失禁对患者的影响程度。仔细回想你近四周来的症状，尽可能回答以下问题。
1. 您的出生日期：_____年_____月_____日
2. 性别（在空格处打√）：□男　□女
3. 您漏尿的次数？（在空格处打√）
从来不漏尿　□0　一星期大约漏尿1次或经常不到1次　□1
一星期漏尿2次或3次　□2　每天大约漏尿1次　□3
一天漏尿数次　□4　一直漏尿　□5
4. 我们想知道您认为自己漏尿的量是多少？
在通常情况下，您的漏尿量是多少（不管您是否使用了防护用品）（在空格处打√）
不漏尿　□0　少量漏尿　□2　中等量漏尿　□4　大量漏尿　□6
5. 总体上看，漏尿对您日常生活影响程度如何？
请在0（表示没有影响）～10（表示有很大影响）之间的某个数字上画圈。
　　0　　1　　2　　3　　4　　5　　6　　7　　8　　9　　10
没有影响　　　　　　　　　　　　　　　　　　　　　有很大影响

6. 什么时候发生漏尿？（请在与您情况相符合的那些空格打√）
从不漏尿　□　未能达到厕所就会有尿液漏出　□
在咳嗽或打喷嚏时漏尿　□　在睡着时漏尿　□
在活动或体育运动是漏尿　□　在小便完和穿好衣服时漏尿　□
没有明显理由的情况下漏尿　□　在所有时间内漏尿　□

评估者：　　　　　　　　　　时间：
ICI-Q-SF评分（　　）（把第3、4、5个问题的分数相加）

评估结果判断：
轻度≤7分；中度7～14分；重度≥14分

（二）程度诊断

1. 压力性尿失禁临床症状主观分度法（表3-1-3）　依据临床症状进行程度诊断，可进一步评估和记录尿失禁的严重程度。

表 3-1-3　压力性尿失禁临床症状主观分度法(Ingelman-Sundberg 分度法)

严重程度	临 床 表 现
轻度	尿失禁发生在咳嗽、喷嚏时,不需使用尿垫。
中度	尿失禁发生在跑跳、快步行走等日常活动时,需要使用尿垫生活。
重度	轻微活动、平卧体位改变时发生尿失禁。

2. 尿垫试验　国际尿控协会高度推荐 1 小时尿垫试验(表 3-1-4)为测量漏尿量和尿失禁严重程度的客观指标,尤其对于中重度患者,用于评估和记录漏尿的严重程度。

表 3-1-4　1 小时尿垫试验

严重程度	漏 尿 量
轻度	1 小时漏尿≤1 g
中度	1 g<1 小时漏尿<10 g
重度	10 g≤1 小时漏尿<50 g
极重度	1 小时漏尿≥50 g

(三) 分型诊断

见表 3-1-5。

表 3-1-5　常用压力性尿失禁分型

分型	分 型 描 述
0 型(type 0) 压力性尿失禁	典型压力性尿失禁病史但临床和尿动力学未能显示压力性尿失禁影像动力学示膀胱颈近端尿道位于耻骨联合下缘上方应力状态下膀胱颈近端开放并有所下降
Ⅰ型	在应力状态下出现漏尿膀胱底部下移<2 cm
Ⅱ型	在应力状态下出现漏尿膀胱底部下移>2 cm
ⅡA 型	膀胱底部下移在应力状态下出现者
ⅡB 型	膀胱底部下移在静息状态下就出现者
Ⅲ型	在静息期膀胱充满时膀胱颈和近段尿道就已经处于开放状态可伴有或不伴有下移

注:Ⅱ型与尿道过度移动有明显关系;Ⅰ型、Ⅲ型意味着不同程度的尿道固有括约肌缺陷。

三、分类描述

通过对临床症状和尿失禁发生机制的研究,国际尿控协会将尿失禁分为以下几类。

(一)压力性尿失禁

指腹压突然增加时,如打喷嚏、咳嗽或运动,出现不自主的尿液自尿道外口漏出。体征是在腹压增加时,可观察到尿液不自主地从尿道漏出。尿动力学表现为充盈性膀胱测压时,腹压增加而逼尿肌稳定性良好的情况下出现的不随意漏尿。

根据流行病学调查,女性人群中 23%～45% 有不同程度的尿失禁,其中50% 左右为压力性尿失禁,而男性由于其生理结构特征,压力性尿失禁比例较小(<10%)。女性比较明确的相关危险因素包括年龄、生育、盆腔脏器脱垂及肥胖等,可能相关的危险因素包括雌激素水平的降低,吸烟以及体力活动等。男性压力性尿失禁往往与手术或外伤有关,如前列腺癌根治术后出现的漏尿情况。

(二)急迫性尿失禁

指与尿急相伴、或尿急之后立即出现的尿失禁现象。表现为突然需要排尿,但又不能憋足够长的时间到卫生间。体征是在尿急出现时或之后出现的不自主的漏尿。尿动力学表现为逼尿肌过度活动,在检查过程中出现与逼尿肌不自主收缩有关的漏尿。急迫性尿失禁往往是膀胱过度活动症的一种症状表现。

女性急迫性尿失禁的比例相对较低,大约占所有女性尿失禁人群的 20%,而男性中急迫性尿失禁是尿失禁的原因,占所有男性尿失禁患者的 40%～80%,多由膀胱出口梗阻而导致的膀胱过度活动引起。

急迫性尿失禁的病因尚不明确,可能的机制有:①神经源性,由中枢、外周神经(尤其是膀胱传入神经)的异常导致的逼尿肌过度活动;②肌源性,由逼尿肌平滑肌细胞自发性的收缩和肌细胞间冲动传递增强而导致的逼尿肌不自主收缩;③其他一些因素,如炎症、膀胱出口梗阻、高龄、精神疾病等也可以影响到急迫性尿失禁的发生。在糖尿病、阿尔茨海默病、帕金森病、多发性硬化症或中风患者比较常见。

(三)混合型尿失禁

指患者的漏尿症状既与尿急有关,又与打喷嚏、咳嗽或运动等腹压增加的行为有关,同时具有压力性尿失禁和急迫性尿失禁两种尿失禁的症状,以某一种类型为主,症状间具有相互影响、相互加重的倾向。体征上往往表现为患者具有压力性尿失禁的典型症状,且伴有尿急。

其发生机制较为复杂,存在多种理论,尚不完全明确,有人认为患者同时具有导致压力性尿失禁和急迫性尿失禁的病因,也有人认为混合型尿失禁中,尿急症状是由严重的压力性尿失禁症状引起的。

混合型尿失禁在男女性尿失禁患者中比例大致相当,分别占两种性别尿失禁患者的 30%,且不同国家之间混合型尿失禁发病率差异较大(29%～61%)。

(四) 其他类型

部分尿失禁分类无法涵盖于以上三种类别。

1. **充盈性尿失禁**   指由于尿道梗阻(尿道狭窄、前列腺增生)和膀胱收缩无力等原因所导致的慢性尿潴留后,膀胱在极度充盈的情况下,膀胱内压力超过正常尿道括约肌的阻力,尿液从尿道溢出。当尿液增加使膀胱内压超过最大尿道压时,即使有少量尿液也不自主地溢出。长期升高的膀胱内压可造成上尿路梗阻而损害肾功能。

临床以男性患者多见,往往伴有长期慢性尿潴留病史,常见病因有前列腺增生症和神经源性膀胱等疾病。

2. **尿道外尿失禁**   漏尿是由于尿液从尿道以外的通道漏出而导致的,如尿瘘或异位输尿管。以先天性原因多见,如脐尿管未闭、尿道下裂、膀胱阴道瘘等。

3. **神经源性尿失禁**   神经系统疾病所致的膀胱尿道功能障碍,所有可能影响到储尿和(或)排尿神经调控的疾病都有可能造成神经源性尿失禁,其临床表现与神经损伤的位置和程度存在一定相关性,但无明显的规律性,目前尚缺乏大样本的流行病学研究。

表 3-1-6   常见尿失禁分类

分类	分 类 描 述
神经源性尿失禁	是由于神经控制机制紊乱而导致的不自主的尿液自尿道口漏出,通常情况下均有明确的神经病变存在。所有可能影响到储尿和(或)排尿神经调控的疾病都有可能造成神经源性尿失禁。见于脑脊髓损伤或疾患,如脑血管意外、颅内肿瘤、脊髓肿瘤、脊髓损伤膀胱炎、结核性膀胱炎、间质性膀胱炎等都可引起神经性尿失禁

分　类	分　类　描　述
急迫性尿失禁	是指患者排尿急迫,难以忍受和随意控制而发生的尿失禁。根据发生的原因可分为感觉急迫性尿失禁和运动急迫性尿失禁两类。前者是由膀胱内病变引起的,常见于结核性膀胱炎、间质性膀胱炎、膀胱肿瘤、结石、异物、急性膀胱炎等;后者大部分病因不明,部分可因尿道梗阻、神经系统疾病引起,主要机制是脊髓中枢的抑制功能减退,膀胱产生了异常收缩所致。多见于原发性膀胱病变、尿道阻塞或精神紧张的情况
充盈性尿失禁	是由于尿液潴留,膀胱内尿液过度充盈而不能自行排出,膀胱内的压力超过了尿道阻力尿液不随意流出。患者常有膀胱颈部、尿道梗阻的病史,如尿道狭窄、后尿道瓣膜、尿道结石、输尿管囊肿、尿道外口狭窄和黏连、前列腺增生、前列腺癌等;某些神经系统疾病病史,如脊柱裂,脊髓肿瘤等;或结核性挛缩性膀胱
压力性尿失禁	是指在腹压突然增加时,如咳嗽、大笑、打喷嚏、站立、奔跑等情况下,尿液不自主地从尿道口流出。若腹力压增加时,无逼尿肌收缩,因腹压传入使膀胱因压力升高,尿液经关闭功能不全的尿道流出。常见于成年女性,患者多有多次分娩或难产的病史,有会阴部及尿道损伤、手术史、盆腔手术史。在男性常见于前列腺手术后

四、护理方案

1. 尿失禁皮肤护理流程　见图 3-1-1。

2. 尿失禁护理用具的选择及相应护理　应用尿失禁辅助器具前,需要评估患者的尿失禁程度(包括失禁的种类、失禁量、失禁发生的时间),患者的活动情况(长期坐轮椅、卧床、需要人协助、自理),智力情况(正常、混乱),肢体灵活程度,个人喜好及经济情况等。全面评估患者,选择一种适合的尿失禁辅助器具。

(1) 护垫、纸尿裤:护垫、纸尿裤是较早用于尿失禁患者的用具,也是现今最为普遍的方法。使用时应注意及时更换尿布防止潮湿致皮肤浸渍,并用温水清洗会阴部、阴茎、龟头及臀部皮肤后,涂抹爽身粉,保持会阴部皮肤清洁干燥。注意选择合适的尺码,评估吸水能力、隔水能力、能否保持皮肤干爽,粘贴设计、防漏设计。定时检查纸尿裤的饱和程度及皮肤情况,每次更换纸尿裤时,用温水清洗会阴,用柔软的棉布拭干,发现皮肤异常及时予以干预,预防失禁相关性皮炎及压力性损伤的发生。

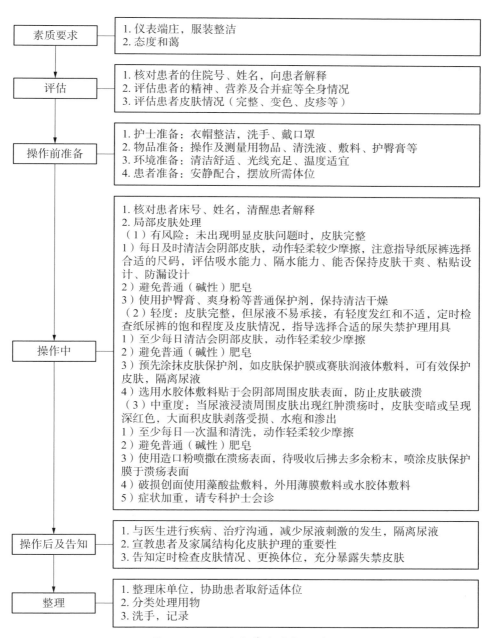

图 3-1-1 尿失禁皮肤护理流程

（2）留置导尿：留置导尿适宜躁动不安及尿潴留的患者，但长期使用对锻炼膀胱的自动反射性排尿功能有不足之处，且护理不当易造成泌尿系感染。因此，必须严格遵守无菌操作，尽量缩短导尿管留置的时间。长期留置者选用具有防逆流装置的引流袋，以减少感染。保持导尿管引流通畅，避免扭曲折叠，集尿袋低于膀胱水平，预防尿液反流。每日两次尿道口护理。根据引流袋说明书产品要求决定尿袋更换频率；长期留置尿管患者，建议每月更换尿管一次。指导患者及照护人员观察引流尿液的颜色、性质、量，如有异常，及时门诊治疗。

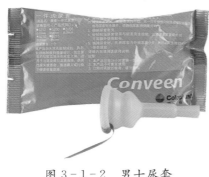

图 3-1-2　男士尿套

（3）男式尿套：注意选择适合患者阴茎大小的尿套（图 3-1-2），尿套是以橡胶制造，套于阴茎上，再连接尿袋。尿套必须是每日更换，皮肤敏感的患者禁止使用。更换时用温水清洗会阴，注意皮肤情况，观察有无皮肤破损。配合使用防逆流式引流袋，防止尿液返流，引流袋要低于尿套的位置，注意尿套和尿袋的管路切勿打折。

（4）保鲜膜袋法：保鲜膜袋法适用于男性尿失禁患者，使用时应选择标有卫生许可证、生产日期、保质期的保鲜袋。取食品保鲜袋一个并将其打开，将阴茎全部放入其中，位置居袋口中央，余下两边袋口边缘并拢，从两对角处同时向上旋转两圈，两端对折在阴茎根部打一活结，包紧袋口即可，松紧以不引起患者不适、不会下滑为宜。套保鲜袋前，先检查有无漏气及小孔，系结时松紧应适宜，固定牢固密封，平放保鲜袋，避免受压、折叠。每次排尿后及时更换保鲜膜袋，温水清洁会阴部皮肤，阴茎、龟头、包皮处每日清洁 2 次。也有报道把丝薄型网面卫生巾环型套在阴茎上露出尿道口并利用有胶的一面粘在一起固定好，然后选取 25 cm×35 cm 的保鲜袋 1 个，将保鲜袋的开口套在网面卫生巾上的自动粘胶上，再把没有粘胶的两端边缘对折打一活扣，松紧适度，与自动粘胶起到双重固定作用。对于长期套保鲜袋的患者，应每 2 小时观察一次，及时更换倾倒尿液。

（5）高级透气接尿器：高级透气接尿器适用于老弱病残、骨折、瘫痪及卧床不起、不能自理的男女患者。使用前根据性别选择 BT-1 型（男）或 BT-2型（女）接尿器。使用方法：先用水和空气将尿袋冲开，防止尿袋粘连。再将腰带系在腰上，将阴茎放入尿斗中或接尿斗紧贴会阴当中，并把下面的 2 条纱带从两腿根部中间左右分开向上，与三角布上的两个短纱带连接在一起即可使用。采用高级透气接尿器法的患者注意接尿器应在通风干燥、阴凉清洁的室内存放，禁止日光暴晒，经常冲洗晾干。使用时排尿管不能从腿上通过，防止尿液倒流。注意会阴部清洁，每日用温水擦洗。

（6）一件式尿路造口袋改良使用：一件式尿路造口袋原用于腹部泌尿造口患者，现改良用于会阴部，操作步骤如下：首先测量阴茎的大小直径，在造口袋底盘上剪大于所测直径 1 cm 的孔径，在阴茎根部涂抹一圈防漏膏，然后将阴茎塞入造口袋中，贴好底盘。

（7）间歇导尿：清洁间歇导尿法是在一定预设的时间内，将一次性使用间歇性导尿管（图 3 - 1 - 3）由尿道口插入膀胱，将膀胱内的尿液排出后拔出尿管导尿的方法。每天重复数次，按患者排尿功能来定。1971 年 Lapides 提出清洁间歇性导尿法，应严格掌握间隙时间，避免膀胱过度膨胀，即使患者在导尿时可能带入少量的细菌，

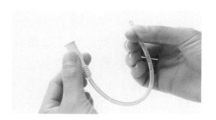

图 3 - 1 - 3　间歇性导尿管

膀胱仍保持一定的抵抗力，不会造成感染，安全可靠。清洁洗手是预防感染的关键操作之一，导尿前后洗手时间不低于 5 分钟。在导尿过程中应保持清洁，维持有规律的导尿间隙；患者定时定量喝水、定时排尿，以便合理选择导尿时机；患者每日进水量一般不超过 2 000 mL，保持尿量 800～1 000 mL/天。尽管导尿管不强调严格消毒，但是仍然要强调充分地清洗和合理保存；插入动作必须轻柔，避免损伤尿道；整个导尿过程应放松，拔尿管时应缓慢拔除以确保尿液排尽。

清洁间歇导尿的禁忌证为尿道畸形、尿道狭窄、尿道内假道形成、前列腺显著肥大、前列腺肿瘤、严重尿道炎和尿道周围脓肿、逼尿肌反射亢进伴有逼尿肌协同失调的患者。

3. 心理护理　尿失禁虽然不直接威胁患者生命，但漏尿引起的症状严重影响患者的正常社交活动、体育锻炼和性生活，并能引起精神抑郁、孤独、自尊感下降、心理障碍，影响患者的生活质量，很多尿失禁患者因此出现"社交癌"，并逐渐远离社会活动，使社会功能下降。患者多因尿失禁而自感自理能力下降，并产生烦躁和自卑的负面情绪。护理人员应充分认识到尿失禁的有关问

题,结合各个患者自身的情况,对患者进行个性化的心理疏导,主动关心患者的日常生活,帮助其树立对待疾病的正确态度和信心。鼓励患者尽早开始康复锻炼,提高患者对尿失禁的认知水平和自我保健意识,及时就医。症状严重、保守治疗无效者建议手术治疗。鼓励多参加一些力所能及的社交活动,通过活动转移法、自我教育法、沟通调节法和适当发泄法等情法调节其心理状态,以应出院后的日常生活。正确的健康指导也十分重要。应对患者详细讲解该病的发病原因、发病机制、预后及心理与疾病康复的关系等,提高患者对疾病的认知水平,提高患者对治疗的依从性,增强自我效能感。

4. 压力性尿失禁患者围术期护理 女性压力性尿失禁手术治疗的主要适应证包括:非手术治疗效果不佳或不能坚持,不能耐受,预期效果不佳的患者;中重度压力性尿失禁,严重影响生活质量的患者;生活质量要求较高的患者;伴有盆底脏器脱垂等盆底功能病变需盆底重建者,同时存在压力性尿失禁时。常用的手术方式包括经阴道无张力性尿道中段悬吊术(tension-free vaginal tape,TVT)、经闭孔无张力尿道中段吊带悬吊术(transobturator tension-free vaginal tape,TVT-O)。

男性压力性尿失禁多发生于前列腺癌根治性切除和良性前列腺增生手术后出现的尿道括约肌的功能障碍。多数前列腺术后患者尿失禁是暂时的,大多数患者在术后2~3个月内通过规范的盆底肌锻炼,可以恢复尿控。男性永久性压力性尿失禁手术治疗方式常见的有经闭孔尿道球部悬吊手术、人工尿道括约肌植入手术。

(1)术前护理

1)完善术前检查:血常规、肝肾功能、电解质、凝血功能、HIV、梅毒、肝炎免疫;尿常规、尿培养、残余尿测定、尿动力学检查、粪常规、胸片、B超、心电图。

2)控制感染和疾病:存在尿路感染的患者,控制感染后再行手术;应用抗凝药物的患者,术前1周停止使用抗凝剂;吸烟者指导戒烟至少2周,指导患者有效咳嗽,防止腹压增加和肺部感染;高血压患者应血压控制一定范围,术晨常规口服降压片。

3)皮肤及阴道准备:根据手术要求进行术前当日术区备皮,术前3天应用0.1%安尔碘阴道擦洗,每日2~3次。

4)肠道准备:术前日晚12点后禁食水,术晨6点应用甘油灌肠剂110 mL灌肠一次。

5）卫生准备：术前日晚应用抗菌沐浴液洗澡。

（2）术后护理

1）病情观察：腰麻患者术后去枕头平卧6小时，全麻患者清醒后即可半卧位，密切观察患者生命体征并做好记录。观察切口有无出血、渗血，有无红、肿、热、痛发生，保持伤口敷料清洁干燥；观察阴道流血情况，阴道填塞纱条保留12小时。

2）导管护理：妥善固定尿管，并观察尿液颜色、性质、量；每日消毒尿道口2次，保持会阴部清洁，防止逆行感染；留置尿管期间鼓励患者多饮水，预防尿路感染，尽早拔管；拔除尿管后观察患者排尿情况，如有异常及时通知医生予以处理。

3）活动：术后6小时指导患者床上翻身，下肢知觉恢复后尽早进行踝泵运动，全麻患者清醒后适量床上活动，预防下肢静脉血栓的发生。

4）饮食指导：根据快速康复外科的理念，术后6小时候无麻醉反应即可进流质/半流，指导患者进食清淡、易消化饮食，禁食辛辣、刺激食物，减少摄入含酒精、咖啡因和碳酸的饮料，如茶、咖啡、可乐、朱古力糖等等；指导患者多饮水，液体摄入应全天少量，而不是一次摄入大量液体；进食粗纤维食物，保持大便通畅，避免便秘，避免用力排便造成腹压增加，必要时应用缓泻剂；指导患者戒烟。

5）并发症护理：①盆腔血肿：如出现下腹部或腹股沟胀痛不适，行走疼痛，可行盆腔B超或盆腔CT确诊断，确诊后，及时切开引流。②伤口感染：遵医嘱应用抗生素治疗；保持伤口清洁干燥，每日予以伤口换药，观察伤口愈合情况。③排尿困难：如拔出导尿管后仍感觉排尿困难，可给予继续留置导尿管，两周后拔出导尿管观察排尿情况。④膀胱穿孔：如发生血尿，盆腔内积液，应给予留置导尿管。观察尿液颜色、性质变化。

5. 康复训练

（1）盆底肌锻炼：骨盆的底部由肌肉层组成，盆底肌就像一张吊床由背部的尾骨延伸至前面的耻骨，女性的骨盆底肌肉支持着膀胱、子宫、直肠，骨盆底肌肉也是尿道、直肠、阴茎（男性）、阴道（女性）通过的肌肉。当盆底肌变得松弛时，在咳嗽、打喷嚏、大笑、举重物时，就可能出现尿失禁。盆底肌训练（pelvic floor muscle training, pFMT）是指有意识地对耻骨尾骨肌肉群为主的盆底肌肉群进行的自主性收缩锻炼，又称 Kegel 运动。做盆底肌锻炼，可以使得骨盆底肌肉变得更加强壮，改善尿失禁的情况。

盆底肌训练方法如下：

1）排空膀胱，着宽松服装。

2）身体放松，采用坐位、仰卧位或站立位等舒适体位。①坐位时（图 3 - 1 - 4），坐在椅子上，两脚分开与肩同宽，伸展背部，扬起面部，放松肩部、腹部放松。小技巧：可以直接选择 90°有靠背的硬椅子，反坐上面，把手放在两个膝盖上面，后背坐直，保持正常呼吸，不要屏气，放松大腿、臀部和腹部肌肉。②仰卧位时，两膝轻微立起，两肩展开，腹部放松。③站立位时，手、脚与肩同宽展开，倚靠在桌子上，将体重放在手腕上，伸展背部，扬起面部，肩、腹部放松。

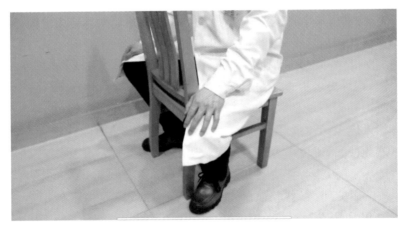

图 3 - 1 - 4　盆底肌训练（坐位）

3）收缩骨盆底肌肉 5 秒（即患者做收缩肛门、同时收缩尿道的动作），开始可只收缩 2～3 秒，逐渐延长时间至 10 秒。

4）放松盆底肌肉 10 秒（放松肛门、尿道），即完成 1 次盆底肌训练。

5）连续做 15～30 分钟，每天重复 3 组或者每天做 150～200 次。

6）注意事项：开始训练前，应教育患者正确寻找到盆底肌，可以尝试在小便时突然憋住，中断尿流，然后放松再开始排尿，认真体会并记住这种动作，在非排尿状态下锻炼使用。这样做是要正确找到并使用那些肌肉，而不能作为常规锻炼的方法，中断尿流可能导致泌尿道感染，妨碍正常的膀胱排空，每周不能超过 1 次。盆底肌锻炼需要反复进行训练，持续 3 个月以上。

（2）膀胱训练：膀胱训练一般结合排尿时间表提醒患者不要过早的对尿

急做出反应,有意识的延长排尿间隔,最后达到 2.5～3 小时排尿一次,逐渐使每次排尿量＞300 mL,常用的方法如下。

1）消除外界刺激,如关掉水龙头。

2）更换体位,屈腿站立并交叉双腿。

3）压迫会阴,如坐在一些坚硬的物体如椅子扶手或毛巾卷上。

4）收缩盆底肌,努力保持 20 秒。

5）思考一些复杂问题来分散注意力,直到排尿感消退。

6）垫脚站立可对部分患者有帮助。

五、健康教育

(一) 活动与休息

充分休息,避免劳累、举重物、提重物,限制负重或用力等增加腹压的动作。避免剧烈活动,避免大笑、跑跳、快步行走等动作。养成良好的排尿排便习惯,定时排尿排便。

(二) 饮食与营养

食物多样,均衡营养,保证足够热量和蛋白质。控制体重,对于体重指数大于 30 kg/m^2 的患者,应减轻体重。饮食上多吃富含纤维、易消化的食物,预防便秘,勿用力大便。禁烟、酒,避免辛辣、刺激性食物如咖啡、浓茶、含酒精或碳酸类等饮料。不要憋尿,适量饮水,每日白天摄入 2 000～3 000 mL 液体,以促进排尿反射,预防泌尿系感染。入睡前 4 小时限制液体摄入,以减少夜间尿量,以免影响休息。

(三) 皮肤护理

尿失禁患者小便不受控制,容易打湿衣裤和床单,所以要勤换。其次要设法接尿,因为对于重度的尿失禁患者,男性女性都可以选择适合他们的产品,比如说可以用成人尿不湿。日常皮肤护理也很重要,每天要用温水清洗会阴部位,动作轻柔,涂抹皮肤保护剂,防止皮肤压力性损伤和失禁性皮炎,保持阴部皮肤清洁干燥。

(四) 盆底肌锻炼

盆底肌锻炼是尿失禁最常用的保守治疗方法,是一种主动盆底复健的方法,患者通过自主的、反复的盆底肌肉群的收缩和舒张,增强支持尿道、膀胱、子宫和直肠的盆底肌肉张力,以增强尿道阻力,增强控制排尿的能力,达到预防和治疗尿失禁的目的。方法是:患者取坐位、仰卧位或站立位等舒适体位,试做排尿(排便)动作,先慢慢收紧盆底肌肉 5～10 秒,再放松盆底肌肉 10 秒,连续 15～30 分钟,每日重复 3 组或每天做 150～200 次,以患者不感到疲乏为宜。

(五)膀胱训练

通过逐渐延长排尿的间隔时间来增加功能性膀胱容量,减少尿失禁的频率。强调患者控制如厕的能力,指导患者压抑急迫感,分散注意力,自我监控与执行。

(六)如厕训练

对于认知或活动能力减退的患者是有效的代偿方法。训练方法包括对认知障碍或记忆力受损忘记上厕所的老人提醒其按时如厕,可以使用闹钟定时提醒,也可以将如厕表张贴在靠近挂钟且较显眼的位置,将其卧室及床安置在靠近厕所的位置。对于一些老年痴呆的患者,厕所门的颜色与周围环境的颜色对比要明显,可使用图片进行标示,光线充足,以满足老年人的视觉需要,以免寻找时间延长而导致尿失禁。

(赵艳丽)

第二节

大便失禁护理方案

一、简述

(一)定义

大便失禁即肛门失禁,是指粪便及气体不能随意控制,不自主地流出肛门外,为排便功能紊乱的一种症状。研究显示大便失禁的发生率为 17.6%,其中 42.5% 的失禁患者将出现不同程度的肛周会阴皮肤的损害。

(二)大便引起的失禁性皮炎的病理生理

皮肤的表皮层有 15～20 层扁平的角质细胞,不同部位皮肤角质层厚度不同,构成了皮肤的主要屏障。角质层会不断更新,以维持皮肤屏障的完整。角质细胞层嵌入脂质中,细胞之间通过细胞桥粒的蛋白链接相互连接,这种结构可以调节水分进出,以确保皮肤得到充分但不至于过多的水分。角质细胞含有多种蛋白质、糖类和其他物质,统称为天然保湿因子(natural moisturizing factor，NMF）。天然保湿因子帮助整个结构进行水合反应，以维持有效屏障。健康的皮肤表面呈酸性，pH 为 4～6。pH 在皮肤屏障中起着重要作用（酸性外膜），可帮助调节皮肤上的常居菌（皮肤微生物）。然而，酸性 pH 还有一个额外的作用，即确保角质层结合和屏障功能达到最佳状态。失禁时，粪便中的水分进入并停留在角质层细胞中，引起细胞肿胀及角质层结构破坏，导致皮肤出现肉眼可见的变化（如浸渍）。此时，粪便中的刺激物会穿透角质层，加重皮肤炎症，真皮层也会出现损伤。当皮肤水分过多时，在接触衣物、尿垫或床单更容易因摩擦而受到损伤。粪便中所含的脂肪酶和蛋白酶能破坏角质层。水样便中的消化酶含量较高，因此破坏皮肤的能力更强。蛋白酶也可以作用于尿素产生氨，进一步提高皮肤的 pH。而皮肤的 pH 值越高，酶的活性越强。因此，碱性环境的出现和加重可造成皮肤破损的风险增加。由此可见，大便失禁患者发生失禁性皮炎（incontinence-associated dermatitis，IAD）的风险更高（图 3-2-1）。

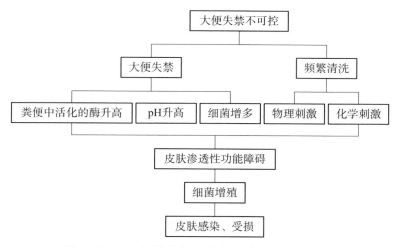

图 3-2-1　大便引起的失禁性皮炎的病理生理

（三）大便失禁性皮炎的评估量表

1. 直肠周围皮肤评估工具（perirectal skin assessment tool，PSAT）　此工具阐述了导致 IAD 发生的风险因素主要有三方面：组织耐受性、会阴部周围环境及如厕的能力。随后 1995 年 Brown 等研究表明 IAD 的风险因素主要有：皮肤条件、大便失禁及频次、疼痛、发热、移动能力。Bliss 等于 2006 年在前者研究基础之上,发现影响 IAD 的风险因素还包括:制动(约束带的使用)、相关健康问题(化疗、感染)等。GrayM 等于 2011 年研究指出,IAD 的发生因素主要是:潮湿的环境、二便失禁、长期控制失禁的装置、pH 为碱性、病原体感染、摩擦。

2. **肛门失禁 Wexner 量表**　该量表由 Wexner. Jorge 等研究者编制,用于评估患者排便的严重程度,适用于各种原因导致大便失禁患者。该量表(表3-2-1)主要包括周边的形态,肠胃气失禁,穿戴护垫及生活方式 4 个方面内容,评估持续时间为 4 周以上。结果总分为各项分数之和,分值范围 0～20分,0 分为正常,20 分为完全失禁。

表 3-2-1　肛门失禁 Wexner 评分量表

变量	从不	偶尔 1 次/月	有时 ≥1 次/月 <1 次/周	经常 ≥1 次/周 小于 1 次/天	总是 >1 次/天	得分
排气	0	1	2	3	4	
稀便	0	1	2	3	4	
成型便	0	1	2	3	4	
卫生垫	0	1	2	3	4	
生活方式	0	1	2	3	4	
总分						

3. **会阴评估工具(perirectal assessment tool,PAT)**　该量表共由四部分组成:包括刺激物的类型、刺激的时间、会阴部皮肤状况及影响因素。评分标准采用 Likert 3 点计分法,各子量表评分从最差至最佳评为 1～3 分,总共 4～12 分,分值越高表示发生 IAD 的危险性越高,分值在 4～6 分属于低危险,7～12 分属于高危险。此量表进行了信度测量,并未做效度测量。我们需要进一步研究更好信效度的评估量表,帮助医务人员早期发现 IAD,并采取预防性措施,以降低 IAD 的发生率。

4. **会阴部皮炎的评分量表(perirectal dermatitis grading scale,PDGS)**此工具主要采用皮肤无损伤、轻度红斑不伴有炎性反应、中度红斑伴炎性反应、重度红斑伴有水疱、溃疡来描述患者的皮肤损伤情况。此工具缺乏失禁所致皮肤受损评估,且局限于肛周,推广应用方面有很大的局限性。

二、大便失禁性皮炎的临床表现及治疗

(一)临床表现

主要包括皮肤红斑、皮温升高皮肤破损、继发感染、局部不适等症状和体征。皮肤红斑通常呈镜效应,左右对称。长期保持湿润状态会引起肛周皮肤湿疹;大便失禁首先会影响肛周部位的皮肤,如臀裂和臀部,进而可向上延伸至骶尾部和背部,以及向下延伸至大腿后部。

(二)治疗方法

1. 非手术疗法

(1)饮食调节治疗肛管直肠的炎症,使大便成形,避免腹泻及便秘、消除肛管直肠炎症刺激的不适感。常用的方法是多吃含纤维素高的及富有营养的食物,避免刺激性食物。如肛管直肠有炎症可对症服用抗生素。如肛周皮肤有炎症应经常保持肛周清洁,使其保持干燥或外用药涂擦。

(2)肛门括约肌锻炼方法是嘱患者收缩肛门(提肛),每天提肛 500 次左右,每次坚持数秒钟,这样可增强肛门括约肌的功能。

(3)刺激肛门括约肌收缩对神经性肛门失禁者,可采用电刺激疗法和针灸疗法。电刺激疗法是将刺激电极置于外括约肌内,用电刺激肛门括约肌及肛提肌使之产生有规律的收缩,部分肛门失禁患者可以得到改善。针灸疗法是祖国传统医学的疗法,有的患者亦可取得很好的疗效,常用穴位是长强、百会、承山等。

2. 手术疗法 肛门失禁的手术治疗主要用于肛管括约肌的损伤及先天性高位肛门闭锁术后的肛门失禁。

三、预防大便失禁性皮炎

(一)风险评估

1. 识别大便失禁高危人群 意识障碍、严重认知障碍、虚弱的老年人、任何原因导致的肛门松弛或腹泻(如肠道预激综合征、肠道感染等)、急性肛门括约肌损伤、神经系统疾病(如脊柱损伤、中风、马尾综合征等)、盆腔器官或直肠脱垂等患者是大便失禁的高危人群。

2. 识别加重大便失禁的用药因素 患者近期服用通便药、二甲双弧、质子泵抑制剂、化疗药、抗抑郁药等可加重大便失禁。

3. 识别大便失禁严重程度　使用大便失禁严重程度评估表（revised faecal incontinence scale，RFIS）对患者大便失禁严重程度进行评分，RFIS 评分 7 分需进行干预。

4. 识别大便失禁导致失禁性皮炎的外在风险因素　反复擦拭造成的机械损伤、局部潮湿环境、使用不透气的尿垫、皮肤清洁剂选用不当可加重皮肤受损，增加失禁性皮炎发生率。

5. 失禁性皮炎的早期识别　应每天至少检查 1 次大便失禁患者的皮肤，腹泻或有多种危险因素的患者应增加皮肤检查次数。

（二）预防策略

1. 饮食管理方案　对于括约肌功能障碍的患者，饮食中添加膳食纤维可能会增加大便体积从而导致失禁恶化。

2. 药物治疗方案　止泻药（如蒙脱石散）推荐用于稀水样便患者，抗便秘药（如乳果糖）推荐用于与直肠排空及便秘相关的大便失禁患者。

3. 填塞装置应用　肛门塞或其他填塞装置适用于各种类型的大便失禁患者。

4. 收集装置应用　使用肛门袋或肛管引流可减少危重患者失禁性皮炎的发生。

5. 支持措施应用　使用具有清洁、保湿和皮肤保护作用的液体清洗剂和湿巾比使用肥皂和水更有效；使用具有屏障作用的皮肤保护剂有助于减少失禁性皮炎的发生。

四、大便失禁患者护理方案

大便失禁护理流程见图 3-2-2。

（一）清洁

清洗皮肤应力度要温和，避免摩擦和用力擦洗皮肤。研究表明清洗会阴部最好使用接近皮肤 pH 5.4～5.9 的产品。所以在日常护理中应注意避免使用肥皂等碱性液体。也有研究表明借助于喷壶实施喷洗法来清洗肛周皮肤更快捷有效。喷洗法采用 41～43 ℃温水，10～15 cm 的距离喷洗方式可以彻底清除皮肤褶皱和纹理中的粪便，有效清除粪便中的消化酶和胆盐对皮肤的刺激，体感舒适。喷洗后配合面巾纸按压皮肤 3 秒可充分吸附皮肤褶皱处及纹理中的污水，最大限度减少对皮肤的摩擦，保护皮肤角质层的完整性。待肛周皮肤清洗干净后自然风干皮肤褶皱处的水分 30 秒，使皮肤彻底干燥，避免因

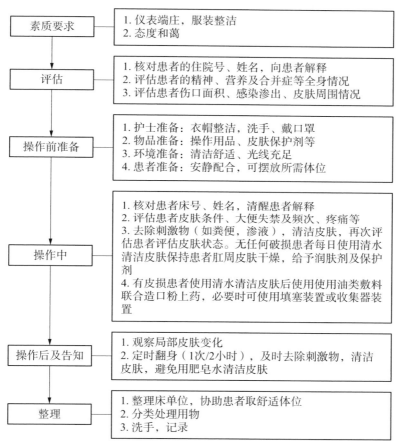

图 3-2-2　大便失禁护理流程

皮肤潮湿而减低皮肤的防御能力。因此,喷洗法对大便失禁病人皮肤护理清洗更彻底,操作便捷又简单,避免皮肤摩擦,有效保护皮肤的完整性,降低了IAD的发生率及严重程度。同时,喷洗法清洗方式用水量很少,而且喷洗法比擦洗法少去清洗毛巾的步骤,省时又便捷。

（二）保湿

皮肤保护剂的作用是在皮肤上形成一层密闭或半透性的保护层,以此减少尿液或粪便对于皮肤的刺激。保湿剂按功能不同可以分为 3 类:致湿剂、润肤剂和封闭剂,用于皮肤保湿的主要是前两种,封闭剂常用作皮肤保护剂。常用的致湿剂有甘油、尿素、α羟基酸和糖类等,致湿剂可以增强皮肤角质层对水分的吸收,保持角质层的湿润。目前,临床护理工作中常用的皮肤保护剂主要有:凡士林软膏、二甲硅油软膏、氧化锌乳膏、油剂和液状丙烯酸多聚体薄膜等,各类皮肤保护剂优缺点对比见表3-2-2。

表3-2-2　各类皮肤保护剂优缺点对比

种类	特性描述	优点	缺点
氧化锌	硅为基底材质的合成油	很好的皮肤滋润水合功效	对刺激物的防护效果一般,特别是在低浓度时
二甲基硅油	蓖麻子油和氢化蓖麻油的混合	对刺激物有很好的防护作用,防治皮肤浸渍	对皮肤滋润水合效果一般
凡士林	白色粉末与乳霜或油膏混合	对刺激物有很好的防护作用	不能防治皮肤浸渍,很难从皮肤上移除
液体敷料	保护性的皮肤屏障	无酒精配方尽可能减少患者疼痛;抗水洗,有效减少使用频率	

(三) 收集器具的使用

1. 使用一件式造口袋联合负压吸引收集粪便(操作流程见表3-2-3)辅助患者呈侧卧位暴露肛门并测量大小,将其肛周毛发剔除并使用棉球蘸取生理盐水对肛周皮肤进行清洁,用干燥纱布拭干,无皮损者直接使用液体敷料覆盖30秒,轻度皮损患者先用造口粉再使用液体敷料覆盖30秒,重度皮损患者反复3次用造口粉和液体敷料覆盖,并在其肛周皮损处贴上水胶体敷料。在一件式造口袋底部按照中间孔径裁剪出一个圆形,直径稍大于患者肛门直径,纵向对折后在对折线上、下方向剪出小缺口,将患者肛周皮肤褶皱撑开后使造口袋对准其肛门,其剪出的切口对应会阴、臀裂处,开口朝脚的方向,自下而上抚平造口袋并按压3分钟左右使其粘贴牢固,并使用透明敷料封边处理造口袋边缘。在造口袋开口处连接负压吸引导管,若患者大便引流困难,可连接另一导管以注入适量纯净水促进引流,使用一件式造口袋排放口对管腔进行包裹并向中间卷折,固定包扎后使用橡皮筋扎紧避免造口袋渗漏,启动负压吸引装置,其压力参数设置30~

40 mmHg。

表3-2-3 使用一件式造口袋联合负压吸引收集粪便操作流程

操作方法	实图举例
侧卧位暴露肛门,生理盐水擦拭肛周皮肤待干	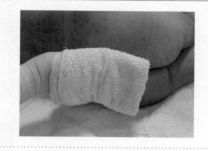
有皮损患者,反复多次匀涂抹皮肤保护膜	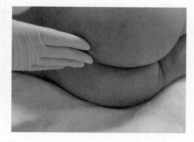
选择使用一件式造口袋	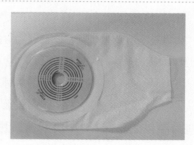
根据患者肛门情况进行适当裁剪	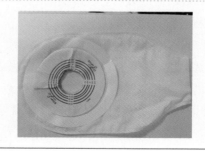

续　表

操作方法	实图举例
撕开造口袋同时待干皮肤	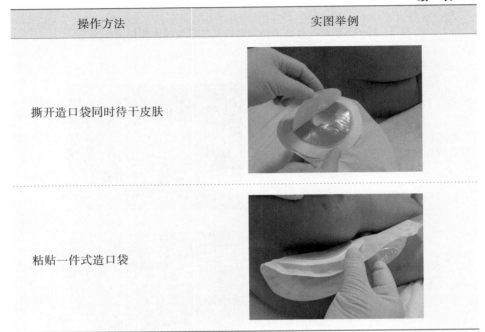
粘贴一件式造口袋	

注意事项如下：

（1）肛袋不适合下床行走，烦躁的患者。

（2）女性患者，要将造口袋接近会阴处剪掉。

（3）造口袋粘贴时间的长短与护理人员的技术有关，并且需要两人合作。

（4）当肛周皮肤已有溃疡时，可用水胶体透明贴粘贴后再粘贴造口袋。

（5）造口粉不能洒的太多，过多的保护粉易与皮肤湿气结成块状，反而容易成为细菌滋生的温床；增加皮肤的摩擦力，同时影响造口袋的粘性。

（6）粘贴造口袋时，注意勿留缝隙，以防渗漏；用手的温度按压，使底盘与皮肤粘贴更紧。

2. 气管导管接闭式引流瓶（引流袋）　适用于水样便患者，如果带渣粪便容易堵塞导管；多用于老年患者，协助患者取左侧卧位或者平卧位，温水清洗干净肛周皮肤。选择 8♯ 气管导管，检查气囊，准备热水及石蜡油，闭式引流瓶，负压装置，戴手套用液体石蜡油润滑导管前端 15～20 cm，自肛门插入 15～20 cm，并向气囊内注入 5～10 mL 空气，导管末端接闭式引流瓶（或者引流袋）。必要时闭式引流瓶一端接负压引流。每 4 小时放松气囊 10～20 分钟，放气时选择管腔内无大便流出时进行,引流瓶每日更换。

注意事项如下：

（1）一般插管深度为 15～20 cm,这时气囊正好位于乙状结肠和直肠交界处,此处的肠腔直径最小,大便又未形成糊状,气囊能有效阻止大便流入直肠,使大便经导管引流出体外。又因该处无便意感受器,气囊充气时不会产生便意。

（2）引流大便可以减少肛周皮肤的感染坏死。

（3）可避免反复翻动患者等导致病情加重。

（4）记录排便量准确,有利于掌握补液量。

（5）引流排便可减轻护理工作量及工作难度。

（6）留管时间最长可达 30 天,由于气管导管是硅胶材料,与组织相容性好,刺激小,与皮肤黏膜亲和力强,所以能较长时间置管。

（张　婷）

第三节

失禁相关性皮炎护理方案

一、简述

失禁相关性皮炎是潮湿相关性皮肤损伤（moisture-associated skin damage，MASD)的一种,是指皮肤长期或反复暴露于尿液和粪便中所造成的炎症,伴/不伴有水疱或皮肤破损等皮肤屏障作用缺失为主要表现的炎症反应。近期研究和临床资料表明,IAD 是临床常见疾病,特别是急重症和需要长期护理的病患。因统计研究对象不同,住院患者中 IAD 的患病率为 7.0%～50%,存在明显差异,其中重症监护室病区 IAD 发生率高达 36%～50%,ICU 病人 IAD 发生率较高,可能与患者病情重、皮肤抵抗力差和全身营养状况差等有关。IAD 不仅给患者带来生理、心理的痛苦,严重影响其生活质量,还给护理工作带来了挑战,也是目前公认的导致压力性损伤的危险因素之一。为了促进临床护理工作人员了解并重视 IAD 的预防和护理,全球 IAD 专家小组于 2015 年形成了《Incontinence-Associated Dermatitis：moving prevention forward》；2017 年北京护理学会联合北京大学护理学院组织国内相关领域的专家进行研讨,应用循证护理的研究方法纳入并评价国内外最新的相关研究,形成了中国版《成人失禁相关性皮炎护理实践专家共识》,期望能提高护理人员对 IAD 的认知,提升相关临床护理工作质量。

二、评估方法

目前 IAD 的发生机制较复杂,是多因素作用下导致皮肤屏障功能受损,唯一可以证实的就是 IAD 的发生和持续暴露于潮湿环境有关。专家共识提出所有大小便失禁的患者应每天至少进行 1 次皮肤评估,或可根据失禁的发生频率及患者的情况进行调整;评估部位包括会阴、臀部、大腿、下背部、下腹部和皮肤褶皱;主要评估皮肤有无 IAD 的临床表现。目前国内对 IAD 进行整体评估的常用工具是会阴评估工具(perineal assessment tool,pAT)、IAD 严重程度评估量表(the incontinence — associated dermatitis and its severity instrument,IADS)和由美国国家压疮顾问小组颁布的 IAD 干预工具(incontinence associated dermatitis intervention tool,IADIT)。

(一)会阴评估工具(pAT)

此为 IAD 的风险评估量表。此表 2003 年 NiX 以循证为基础设计用于评估发生 IAD 危险因素的量表。pAT 量表通过刺激物的类型、刺激时间、会阴部皮肤状况及危险因素如低蛋血症、感染、鼻饲等四方面进行评估。评分标准采用 Likert3 点计分法,总分 3～12 分,分值越高表示发生 IAD 的危险性越高,分值在 4～6 分属于低危险,7～12 分属于高危险。此量表(表 3-3-1)目前已在临床使用,国内学者评定信度为 0.889,且重测信效度较好,推荐作为 IAD 发生的筛选工具。

表 3-3-1　会阴皮肤评估工具

评估项目	1 分	2 分	3 分
刺激物类型	成形的粪便和(或)尿液	软便混合或未混合尿液	水样便和(或)尿液
刺激时间	床单/尿布至少或少于每 8 小时更换	床单/尿布至少每 4 小时更换	床单/尿布至少每 2 小时更换
会阴皮肤状况	皮肤干净、完整	红斑、皮炎合并或不合并念珠菌感染	皮肤剥落、糜烂合并或不合并皮炎

续 表

评估项目	1分	2分	3分
影响因素:低白蛋白、感染、管饲营养或其他	0—1个影响因素	2个影响因素	3个(含)以上影响因素

(二) IAD 严重程度评估量表(IADS)

该表(表3-3-2)为2010年Borchert等在美国伤口造口失禁护理大会上提出,主要将会阴及肛周分为14个好发区域(生殖器、生殖器与大腿之间的右腹股沟褶皱、左腹股沟褶皱、下腹部/耻骨弓、右大腿内侧、坐大腿内侧、肛周皮肤、臀沟、左上方臀部、右上方臀部、左下方臀部、右下方臀部、左大腿后部、右大腿后部),对每个区域的皮肤进行颜色(无变色、粉红色、红色、鲜红色)、皮肤破损和皮疹三方面的评估并赋以相应的分值,0分为未发生,≥1分为已发生,来判断IAD的严重程度。将所有区域的总得分相加得到失禁相关性皮炎的严重程度总分,且得分越高说明IAD越严重。此量表效度为0.98,是有效、可靠的评估工具,适合专科护理人员使用。

表3-3-2 IAD 严重程度评估量表

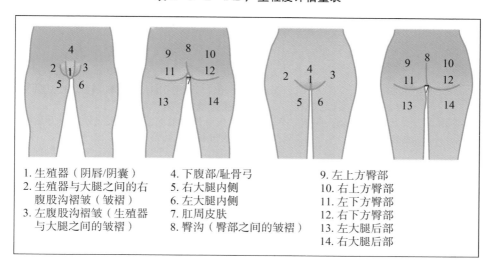

1. 生殖器（阴唇/阴囊）
2. 生殖器与大腿之间的右腹股沟褶皱（褶皱）
3. 左腹股沟褶皱（生殖器与大腿之间的褶皱）
4. 下腹部/耻骨弓
5. 右大腿内侧
6. 左大腿内侧
7. 肛周皮肤
8. 臀沟（臀部之间的褶皱）
9. 左上方臀部
10. 右上方臀部
11. 左下方臀部
12. 右下方臀部
13. 左大腿后部
14. 右大腿后部

(三) IAD 干预工具(IADIT)

此工具(表3-3-3)是由Junkin等2008年提出,由美国国家压疮顾问小组颁布的实用诊断性工具。量表对 IAD 的高危人群及严重程度进行了详细的描述,既可作为临床高危患者筛选做参考,也可作为 IAD 严重程度的评估工具。此量表的最大特色是对 IAD 5 个分级有详细的描述和处理意见供临床护理人员参考,使用方便、直观,适合临床护理人员使用。

表 3-3-3　失禁相关性皮炎干预工具分级及护理措施

分级	表现	护理措施
高危性	局部皮温较高、颜色轻微改变,可以不发红。患者有失禁、腹泻或认知降低	1. 对因处理,控制失禁:向医生反映情况,早期应用止泻及调节肠道菌群药物,如:思密达、整肠生、培菲康等 2. 清洁:使用具备清洁、保湿及保护功能的三合一产品,与皮肤相近的 3M 免洗皮肤清洗液喷于纸巾/湿巾或需要清洁的部位,用纸巾/湿巾轻柔擦拭、去除脏污,之后用硅油或凡士林涂抹 3. 离保护:应用皮肤保护膜保护局部皮肤
轻度	局部皮肤完整、干燥、颜色发红或粉色、触诊皮温升高、疼痛明显	1. 保持局部干燥 2. 隔离保护:在清洁大便后先应用液体敷料于发红处皮肤轻轻按揉直至吸收;后应用皮肤保护膜保护局部皮肤 3. 应用增强型透明贴于发红部位进行皮肤保护 4. 患者下床或坐轮椅时,可短期使用一次性吸收型垫料,反之则使局部皮肤暴露于空气中 5. 进行膀胱及直肠功能锻炼 6. 寻找失禁或腹泻原因
中度	局部皮肤发红、散在点状出血、水疱、脱皮、疼痛明显	在以上护理中补充: 1. 避免摩擦,禁止使用粘性敷料,轻柔地去除便渍,再涂抹氧化锌等产品 2. 在患者皮肤破溃处涂溃疡粉褶皱处需拨开后喷涂,予纱布隔开进行通风干燥 3. 待皮肤破溃处完全干燥后再喷涂第二层以加强防护效果
重度	局部皮肤发红、脱皮、渗液或出血	在以上护理中补充: 1. 翻身彻底,使受累皮肤暴露于空气中 2. 留置肛管或应用肛门收集袋等隔离措施,减少破溃皮肤与排泄物接触的时间,增加破溃皮肤干燥愈合时间,促进皮肤早日康复 3. 修复:必要时在皮肤破损处使用伤口产品,如造口粉,薄薄的喷洒一层,去除多余粉剂后,喷涂液体敷料;使用收敛剂

续　表

分级	表现	护理措施
真菌性皮疹	可发生于失禁相关性皮炎轻、中、重各期，受累皮肤边缘有丘疹样红色斑点，患者主诉瘙痒	1. 早期与普通失禁相关性皮炎进行辨别，对有真菌性皮炎可能的患者留取标本 2. 使用抗真菌的粉剂或药膏，轻拂多余药粉，防止局部皮肤结块，早期用药与患者止痒防止患者因瘙痒抓破皮肤加重感染 3. 实施失禁相关性皮炎各期的措施 4. 检查治疗鹅口疮、真菌性阴道炎等

三、分期描述

全球 IAD 专家小组在共识中建议对于 IAD 的评估应在皮肤损伤程度和严重性的基础上，采取比较简单的 IAD 分类工具（IAD categorization tool）：①0 级（无 IAD）：皮肤完好、无发红；②1 级（轻度 IAD）：皮肤完整、发红，红斑、水肿；③2 级（中重度 IAD）：皮肤发红、破损，水肿、水疱、糜烂、感染（表3-3-4）。

表3-3-4　失禁相关性皮炎分类工具

分类分级	皮肤描述	临床实例
0 级	皮肤完好、无发红	
轻度1 级	皮肤完好，轻度发红及不适	

续　表

分类分级	皮肤描述	临床实例
中重度 2级	中度:发红,小水疱或小范围的部分皮肤受损,伴有疼痛或不适	
	重度:皮肤变暗或呈现深红色,大面积皮肤剥落受损、水疱和渗出	

四、护理方案

(一)结构化皮肤护理方案

根据《2015 IAD 实践指南》,一个标准的结构化皮肤护理方案主要通过对各类 IAD 防护产品的选择起到清洁、保湿和保护皮肤的作用。大量国外研究均证实,一份结构化的皮肤护理方案能够有效预防压疮的发生,控制 IAD 的进展,降低 IAD 的发生率,提高护理质量。

1. 控制失禁:减少/限制暴露尿液与粪液　IAD 的发生与皮肤长时间浸渍于尿液或粪便中有密切关系,因此将皮肤与尿液或粪便隔离才能达到预防 IAD 发生的目的。

(1) 对症处理:对于轻度的失禁性皮炎患者,在其下床或坐轮椅时,可使用短期一次性吸收性的控制失禁用品,以吸收皮肤上的水分,对于 IAD 急性发作的患者可能需要暂时采取尿液和(或)粪便改道,以便对皮肤进行充分保护和(或)促进愈合。对于长期失禁的患者,为避免会阴部皮肤长期接触粪便和尿液等刺激物,必要时需应用辅助器具收集、引流刺激物,以保护皮肤的完整性。

(2) 去除可控危险因素:对于营养状况差而给予营养支持的患者进行治

疗时,给予相应预防腹泻发生;失禁相关性皮炎患者体温升高出汗者,及时更换汗湿衣裤和床单,减少皮肤汗渍刺激皮肤;对于大便艰难梭菌感染所致相关性腹泻,遵医嘱进行对症用药。

2. 皮肤清洁　为避免皮肤长期受大小便持续刺激,需尽早进行皮肤的清洁,减少危险因素。

(1)皮肤清洁:会阴皮肤清洁主要包括清洁剂、清洗工具的选择和清洁力度。一般临床推荐会阴皮肤清洗液应与皮 pH 相近。目前国外使用的皮肤清洗液均是弱酸性的,相对于碱性肥皂,弱酸性清洁剂能维持皮肤屏障功能,减少皮肤损伤。若没有温和肥皂,可选择用清水。然而,专家组建议这是最低标准,若有可能,建议使用适用于处理失禁的免冲洗皮肤清洗剂。另外,在清洁时,要避免用力过度,以擦拭为主。

(2)皮肤保湿:对于皮肤干燥的患者而言,皮肤保湿能提高皮肤含水量,增加皮肤的保湿屏障,降低撕脱伤的发生率。

3. 保护隔离　避免或尽量减少皮肤暴露于尿液或粪便和摩擦。

(1)皮肤保护剂的应用:目前国外供护理人员选用的皮肤保护剂主要有凡士林油膏、二甲基硅油膏、氧化锌软膏和液体敷料;国内的皮肤保护剂共六类:粉剂类、油剂类、膏剂类、液体类、抗生素类及无痛皮肤保护膜。皮肤保护剂涂抹皮肤以达到预防和治疗 IAD 的效果。若出现 IAD,皮肤保护剂的使用可在角质层与潮湿或刺激物之间形成保护层,还能加快皮肤修复。对于已经发生真菌感染的 IAD 患者,使用抗真菌的乳霜或粉末对念珠菌进行局部治疗,应结合护肤剂一起使用。实施适当的皮肤护理方案 1~2 天后,皮肤状况应有明显的改善,一般在 1~2 周内得以恢复。对于 3~5 天没有改善或怀疑有皮肤感染时,应及时向相关领域专家进行咨询。

(2)辅助用具的使用:辅助器具主要包括吸收型产品、收集型产品和引流收集装置,主要保护皮肤长时间接触刺激物。吸收型产品主要指的是一次性尿垫、布类、纸尿裤、卫生棉条等,目前临床已经不提倡使用尿垫,收集型产品指的是一次性肛门造口袋及大便收集套件,对于大便失禁患者效果明显,不仅能保护皮肤,且有利于破损皮肤愈合,效果良好。

(二)失禁相关性皮炎处置流程

见图 3-3-1。

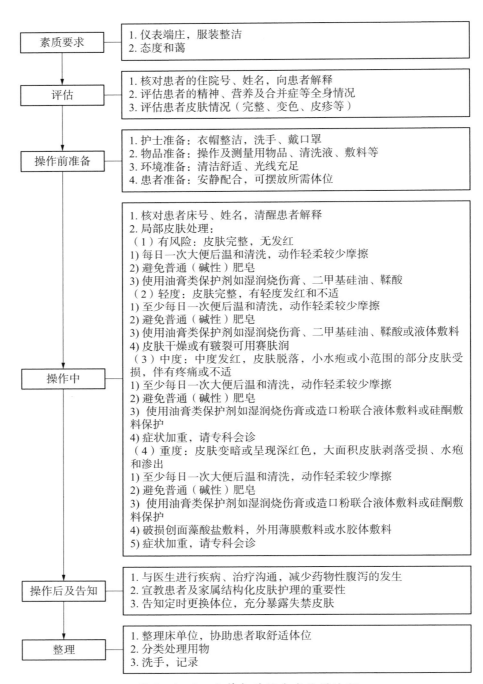

素质要求
1. 仪表端庄，服装整洁
2. 态度和蔼

评估
1. 核对患者的住院号、姓名，向患者解释
2. 评估患者的精神、营养及合并症等全身情况
3. 评估患者皮肤情况（完整、变色、皮疹等）

操作前准备
1. 护士准备：衣帽整洁，洗手、戴口罩
2. 物品准备：操作及测量用物品、清洗液、敷料等
3. 环境准备：清洁舒适、光线充足
4. 患者准备：安静配合，可摆放所需体位

操作中
1. 核对患者床号、姓名，清醒患者解释
2. 局部皮肤处理：
（1）有风险：皮肤完整，无发红
1）每日一次大便后温和清洗，动作轻柔较少摩擦
2）避免普通（碱性）肥皂
3）使用油膏类保护剂如湿润烧伤膏、二甲基硅油、鞣酸
（2）轻度：皮肤完整，有轻度发红和不适
1）至少每日一次便后温和清洗，动作轻柔较少摩擦
2）避免普通（碱性）肥皂
3）使用油膏类保护剂如湿润烧伤膏、二甲基硅油、鞣酸或液体敷料
4）皮肤干燥或有皲裂可用赛肤润
（3）中度：中度发红，皮肤脱落，小水疱或小范围的部分皮肤受损，伴有疼痛或不适
1）至少每日一次大便后温和清洗，动作轻柔较少摩擦
2）避免普通（碱性）肥皂
3）使用油膏类保护剂如湿润烧伤膏或造口粉联合液体敷料或硅酮敷料保护
4）症状加重，请专科会诊
（4）重度：皮肤变暗或呈现深红色，大面积皮肤剥落受损、水疱和渗出
1）至少每日一次大便后温和清洗，动作轻柔较少摩擦
2）避免普通（碱性）肥皂
3）使用油膏类保护剂如湿润烧伤膏或造口粉联合液体敷料或硅酮敷料保护
4）破损创面藻酸盐敷料，外用薄膜敷料或水胶体敷料
5）症状加重，请专科会诊

操作后及告知
1. 与医生进行疾病、治疗沟通，减少药物性腹泻的发生
2. 宣教患者及家属结构化皮肤护理的重要性
3. 告知定时更换体位，充分暴露失禁皮肤

整理
1. 整理床单位，协助患者取舒适体位
2. 分类处理用物
3. 洗手，记录

图 3 - 3 - 1 失禁相关性皮炎处置流程

（三）不同皮肤表现选择不同防护用品

见表 3-3-5。

表 3-3-5　不同防护用品的选择

皮肤表现	用品选择	用品图片
无发红，少量蜕皮	皮肤保护剂	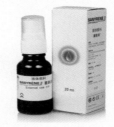
轻度发红，完整 轻度发红，完整，蜕皮	皮肤保护剂/护臀膏/烧伤膏	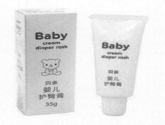
发红，完整，皮疹 暗红，完整，皮疹，蜕皮	皮肤保护剂/烧伤膏+抗菌药	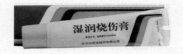
发红，散在破损	烧伤膏	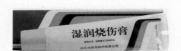
发红，中度破损 发红，大片破损	造口护肤粉+液体敷料	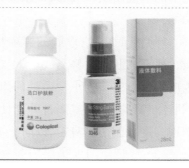

皮肤表现	用品选择	用品图片
发红,大片破损,创面黄	藻酸盐敷料＋溃疡贴/泡沫贴	

五、健康教育

（1）预防：对于皮肤问题，预防永远胜于治疗，因此在皮肤尚未出现严重问题时，采取必要的预防措施维护皮肤的完整性。

（2）对失禁患者皮肤及时进行风险评估：早期发现患者发生 IAD 的风险，指导患者及家属对 IAD 的认知。

（3）反复皮肤评估，及时清洗皮肤：患者皮肤长期暴露在大小便等刺激物中，皮肤的天然保护作用将会大大减弱。指导使用中性或弱酸性清洗液尽可能早的清洗皮肤，可以减少尿液和粪便对皮肤的刺激，有助于保持皮肤的屏障功能。

（4）滋润皮肤：皮肤的屏障功能取决于其完整的角化细胞和细胞间的脂质。所谓润肤就是修复或增大皮肤的保湿屏障，保持和增加其含水量减少经表皮水分丧失。大小便失禁的患者皮肤清洗后指导涂上合适的润肤产品如：润肤露、赛肤润、尿素霜膏等能使皮肤保持长时间的滋润，增加皮肤屏障保护作用。避免使用爽身粉，以防止被尿液或粪便浸湿后增加对皮肤的刺激。

（5）尽早使用皮肤保护剂：皮肤保护剂的主要作用是在皮肤表面形成一层密闭或半透明的保护层，以减少尿液或粪便对于皮肤的刺激。选择皮肤保护膜或 3M 公司的液体敷料外喷,起到隔离保护作用。

(6)讲解失禁性皮炎防护三部曲:清洗清洁皮肤,滋润皮肤,隔离保护皮肤的重要性。

(7)更正患者的不良行为习惯,为患者提供舒适的生活环境,让患者在优质的环境中身心放松。

(8)心理护理,积极与患者沟通,消除不良情绪。

(9)饮食宣教,注意少量多餐,避免辛辣、生冷、坚硬等食物摄入,需选择易消化吸收食品,多食新鲜绿色蔬菜、新鲜水果。

(10)用药指导,向患者讲解用药注意事项,避免漏服、忘服及自行改变用药方式。

(11)对于尿失禁患者,指导患者膀胱功能锻炼,定时排尿,提升患者对排尿的知觉。

(12)每次大小便失禁后,需及时更换污染衣物,避免细菌的滋生,给予患者尊重。

(13)告知造口伤口门诊就诊时间,告知家属及陪护人员如何观察患者皮肤改变,如有失禁性皮炎发生应及时就诊。

(蒋卓娟　梁丽华)

参考文献

［1］ 柏愚,李兆申.大便失禁[J].医师进修杂志,2005,28(3):7-9.

［2］ 陈琛,陆巍,吴玲,等.医用粘胶剂相关性皮肤损伤文献的系统性回顾[J].护理学杂志,2016,31(20):99-103.

［3］ 陈红菊.综合 ICU 医源性皮肤损伤患者的护理干预[J].航空航天医学杂志,2017,28(03):387-388.

［4］ 陈丽娟,孙林利,刘丽红,等.2019 版《压疮/压力性损伤的预防和治疗:临床实践指南》解读[J].护理学杂志,2020,35(13):41-43,51.

［5］ 陈利鸿,冉兴无.糖尿病足的心理社会研究:我们正在取得进步[J].中华糖尿病杂志,2020,12(7):451-455.

［6］ 陈明卫,许樟荣.糖尿病足病:时代在改变[J].中华糖尿病杂志,2020,12(6):359-363.

［7］ 程燕,昝春梅,赵伟.深部 VSD 技术辅助二期清创在妇科腹部切口脂肪液化患者中的应用[J].四川医学,2019,40(3):277-279.

［8］ 褚万立,郝岱峰.美国国家压疮咨询委员会 2016 年压力性损伤的定义和分期解读[J].中华损伤与修复杂志(电子版),2018,13(1):64-68.

［9］ 邓欣,吕娟,陈佳丽,等.2016 年最新压力性损伤解读[J].华西医学,2016,31(9):1496-1498.

［10］ 丁炎明.伤口护理学[M].北京:人民卫生出版社,2017.

［11］ 丁炎明,于卫华,辛霞,等.伤口护理学[M].北京:人民卫生出版社,2017.

［12］ 丁炎明.造口护理学[M].北京:人民卫生出版社,2017.

［13］ 《多学科合作下糖尿病足防治专家共识(2020 版)》编写组.多学科合作下糖尿病足防治专家共识(2020 版)全版[J].中华烧伤杂志,2020,36(8):E01-E52.

［14］ 樊慧,金鲜珍,乔莉娜,等.1 例回肠造口术后伤口裂开合并造口旁瘘患者的护理[J].中华护理杂志,2016,51(7):884-887.

［15］ 冯尘尘,马圆圆,卢亚运,等.医疗器械相关性压疮的护理研究进展[J].中国护理管理,2016,(5):581-584.

［16］ 付小兵,程飚.伤口愈合的新概念[J].中国实用外科杂志,2005,1(1):29.

［17］ 付秀云.医用粘胶剂相关性皮肤损伤的国内外研究现状[J].护士进修杂志,2018,33(18):1665-1668.

［18］ 高艳红,吴欣娟.成人失禁患者一次性吸收型护理用品临床应用专家共识[J].中华护

理杂志,2019,54(8):1165-1169.

[19] 郭艳侠,梁珣,朱文,等.我国住院患者压疮现患率及医院获得性压疮现患率的 Meta 分析[J].中国护理管理,2018,18(07):907-914.

[20] 韩伟,汤敬东.动脉缺血性和静脉性溃疡创面的治疗及预后研究进展[J].血管与腔内血管外科杂志,2019,5(6):549-552.

[21] 何海燕,康秀华,黄华平,等.失禁性皮炎风险评估工具的研究现状[J].全科护理,2018,16(33):4130-4132.

[22] 洪小芳,谢玲女,蒋丽丽.造口皮肤黏膜分离患者的伤口护理实践[J].中华护理教育,2018,5:376-378.

[23] 侯银萌,李硕,王泠.潮湿相关性皮炎病理特征及护理研究进展[J].护理学杂志,2020,35(19):105-109.

[24] 胡爱玲,郑美春,李伟娟.现代伤口与肠造口临床护理实践[M].北京:中国协和医科大学出版社,2018:9,184-193.

[25] 黄海燕,米元元,喻姣花,等.ICU 成人失禁相关性皮炎预防及管理的循证护理实践[J].护理学报,2018,25(19):34-39.

[26] 黄丽明,李水梅,李东丽,等.应用拉合加压结合腹带固定在腹部术后感染伤口治疗中的效果观察[J].护士进修杂志,2017,32(20):1900-1901.

[27] 黄丽容,吕丽雪,劳美铃,等.糖尿病足病人营养风险与其临床预后及生存质量的关系[J].护理研究,2020,34(18):3296-3301.

[28] 黄秋霞,王建宁,汤利萍,等.支撑用具预防压力性损伤的研究现状.护理学杂志,2018,33(1):97-100.

[29] 姜秀琴,仲崇晓,韩旭,等.简易负压吸引联合新型敷料在Ⅰ期压疮治疗中的应用效果评价[J].中国实用护理杂志,2015,31(8):596-597.

[30] 金新源,谢尔凡.压疮的评估、预防和治疗研究进展[J].中华损伤与修复杂志(电子版),2014,9(02):189-194.

[31] 李海英,魏绍辉,窦思雨.医用黏胶相关性皮肤损伤研究现状[J].全科护理,2017,15(30):3749-3751.

[32] 李加敏,庞冬,张剑锋,等.造口皮肤评估工具的研究进展[J].护理研究,2019,33(24):4267-4270.

[33] 李婕,段应龙,吴孝琦,等.老年尿失禁患者应对方式评估工具的研究进展[J].中南大学学报:医学版,2020,45(6):733-738.

[34] 李璐,刘晓丹,刘凌云,等.新生儿医用粘胶相关性皮肤损伤的研究进展[J].护理学解放军护理杂志,2016,33(24):46-49.

[35] 李梦圆,喻姣花.糖尿病足溃疡伤口评估及护理干预研究进展[J].护理研究,2018,32(9):1341-1344.

[36] 李胜男,姜涛.中文版尿失禁症状严重程度评分量表在宫颈癌尿失禁患者中应用的信效度分析[J].护士进修杂志,2021,36(6):515-519.

[37] 李晓玉.3M 真丝胶布加 3M 透明贴固定留置胃管的效果观察[J].世界临床医学,2015,9(7):230.

[38] 李秀华,王泠,胡爱玲.伤口造口失禁专科护理[M].北京:人民卫生出版社,2018.

[39] 李艳梅,张红梅,孙红.医疗器械相关性压疮案例分析与风险管理[J].中国护理管理,2015,15(2):137-138.

[40] 李玉红,杨秀兰.三级监控网在医疗器械相关压疮管理中的应用[J].护士进修杂志,2014,29(11):992-994.

[41] 梁茶,彭云,庄君灿.医源性皮肤损伤的防治(附68例报告)[J].微创医学,2012,7(02):140-142.

[42] 林丽英.大便失禁患者临床护理体会[J].现代消化及介入诊疗,2019,(A02):2652-2653.

[43] 刘强,游东,梁永.PCT、ABI、128 Hz音叉联合10克单丝对糖尿病足预后评估价值[J].辽宁医学院学报,2016,37(3):54-56.

[44] 刘晓黎,王泠,王志稳,等.无创通气设备相关面部压力性损伤预防的证据总结[J].中国护理管理,2019,19(10):1532-1537.

[45] 卢慧清,谭锋慧,谢钰宁.集束化管理在防治大便失禁患者失禁性皮炎中的应用[J].齐鲁护理杂志,2021,27(7):99-102.

[46] 路璐,李慧芳,张修航,等.压力性损伤的临床研究进展[J].中华保健医学杂志,2020,22(5):558-560.

[47] 栾洋.湿性敷料与传统换药在糖尿病足溃疡换药的效果对比分析[J].中国医疗器械信息,2019,25(24):108-109.

[48] 马玺燕,彭超.凸面底盘在回肠造口皮肤黏膜分离护理中的应用[J].护士进修杂志,2016,31(11):1045-1046.

[49] 梅思娟,余娟,张欣,等.某三级甲等医院临床护士医用粘胶相关皮肤损伤预防知识和行为调查[J].护理学报,2016,23(17):54-57.

[50] 孟晓红,袁秀群.凸面造口产品使用的国际专家共识解读和临床应用启示[J].护理研究,2018,13:1993-1996.

[51] 宁宁,廖灯彬,刘春娟.临床伤口护理[M].北京:科学出版社,2013:4.

[52] 齐琼丽.医源性皮肤损伤14例特点及原因分析[J].基层医学论坛,2012,16(23):3114-3115.

[53] 乔红梅,张雨佳,钮安,等.基于IADIT的定向干预在重症患者失禁相关性皮炎患者中的应用[J].中华现代护理杂志,2020,26(9):1131-1134.

[54] 商良妹,温惠莉,潘又专.康复训练结合生物反馈对老年女性压力性尿失禁患者尿动力学的影响[J].中国妇幼保健,2021,36(5):982-985.

[55] 邵芬娣,娄海飞,梅慧飞.湿性愈合疗法在腹部手术切口感染中护理效果[J].中国药物与临床,2019,19(7):1184-1186.

[56] 沈奇伟,姚琪远.造口旁疝的病因及其预防[J/CD].中华疝和腹壁外科杂志:电子版,2013,7(6):521-523.

[57] 宋静,王芳.康复新液治疗外科术后切口脂肪液化的疗效[J].护理研究,2017,31(27):3467-3469.

[58] 孙中洋,孙新娟,陈金安,等.SIANM评估法:一种新的糖尿病足评估方法[J].创伤外

科杂志,2017,19(11):869 - 872.

[59] 滕莉.藻酸盐敷料联合渗液吸收贴用于术后切口脂肪液化换药[J].护理学杂志,2017,
32(20):32 - 33.

[60] 田风美,肖爱华.失禁性相关皮炎评估量表的相关进展[J].中国实用护理杂志,2014,
29(18):74 - 75.

[61] 婉君,刘荣敏,冯素云,等.2007—2016 年我国压疮发生危险因素研究的文献计量分析
[J].护理学报,2017,24(20):14 - 16.

[62] 王春雨,黄维肖,袁义厘,等.失禁性皮炎皮肤损伤评估量表的汉化及信度、效度评价
[J].中国护理管理,16(3):337 - 340.

[63] 王春雨,黄维肖,袁义厘,等.失禁性皮炎皮肤损伤评估量表的汉化及信度、效度评价
[J].中国护理管理,2016,16(3):337 - 339.

[64] 王华芬,孙红玲,许彩云,等.压疮管理软件在构建压疮标准化防护体系中的应用与评
价[J].中华护理杂志,2013,48(12):1104 - 1107.

[65] 王慧.pDCA 质量持续改进在失禁患者失禁性皮炎预防及护理中的应用[J].医学理论
与实践,2019,32(1):24 - 26.

[66] 王璟,陈志琦,岳树锦,等.预防肠造口旁疝临床实践指南推荐意见整合与分析[J].现
代临床护理,2020,19(10):58 - 64.

[67] 王泠.2014 版国际《压力性损伤预防和治疗:临床实践指南》解读[J].中国护理管理,
2016,16(5):577 - 580.

[68] 王泠,胡爱玲,蒋琪霞,等.伤口造口失禁专科护理[M].北京:人民卫生出版社,2018.

[69] 王泠,郑小伟,马蕊,等.国内外失禁相关性皮炎护理实践专家共识解读[J].中国护理
管理,2018,18(1):3 - 6.

[70] 王玲玲,麻春英,张秀敏.改良失禁皮肤护理方案在神经外科失禁患者失禁性皮炎防护
中的应用[J].护理学报,2020,27(3):66 - 69.

[71] 王名娟,韩立珍.失禁性皮炎护理干预在神经内科危重患者中的应用[J].实用临床护
理学电子杂志,2020,5(3):101 - 102.

[72] 王平,黄永刚.欧洲疝学会造口旁疝分型(2014 年版)解读[J/CD].中华疝和腹壁外科
杂志(电子版),2017,11(5):321 - 323.

[73] 王艳琼,宁宁,刘欢.压疮与失禁性皮炎鉴别方法研究进展[J].中国护理管理,2014,14
(7):687 - 689.

[74] 谢晓冉,徐蓉.糖尿病足发病风险筛查和评估的最佳证据总结[J].护理学杂志,2020,
35(24):90 - 93.

[75] 谢晓冉,徐蓉.糖尿病足发病风险预测模型的系统评价[J].中华护理杂志,2021,56
(1):124 - 131.

[76] 辛娟.巧用小 3M 固定胃管或鼻空肠管[J].世界最新医学信息文摘,2015,15(50):
114.

[77] 熊倩,何琳,陈飞,等.2 期压力性损伤循证护理实践方案的构建与应用[J].护士进修
杂志,2020,35(12):1080 - 1086.

[78] 徐慧敏,吴娟,卢丽华,等.两种失禁性皮炎风险评估工具在失禁患者中信效度的比较

[J].中国实用护理杂志,2017,33(19):1446-1449.

[79] 徐元元,史广玲,张燕红,等.预防 ICU 患者大便失禁性皮炎的循证实践[J].中华护理杂志,2021,56(6):811-817.

[80] 许海萍.一件式造口袋联合负压吸引对 ICU 大便失禁患者肛周皮肤护理分析[J].皮肤病与性病,2020,42(3):454-455.

[81] 颜晓东.糖尿病足溃疡评估与清创[J].中华糖尿病杂志,2017,9(7):412-414.

[82] 杨亚兰,陈岚鹏.运动疗法对治疗下肢静脉溃疡有效性的 Meta 分析[J].现代临床护理,2020,19(1):49-50.

[83] 杨燕虹,李丽婵,林俊萍.延续性护理对前列腺癌患者术后尿失禁和满意度的影响分析[J].中国社区医师,2021,37(7):143-144.

[84] 尹彩,李雅莉,梁梅燕,等.腹部外科手术切口裂开的原因分析及护理体会[J].中外医学研究,2021,19(3):90-92.

[85] 于辰飞,王欣然.ICU 患者失禁性皮炎防护研究进展[J].齐鲁护理杂志,2016,22(24):37-39.

[86] 袁秀群,孟晓红.2015 年首版《失禁护理实践指南》解读及护理启示[J].循证护理,2016,2(1):21-24.

[87] 袁秀群,孟晓红,杨艳.失禁性皮炎护理的研究进展[J].解放军护理杂志,2017,34(9):51-55.

[88] 张会峰,许樟荣,冉兴无.糖尿病足的相关定义和标准[J].中华糖尿病杂志,2020,12(6):363-368.

[89] 张莉萍,戴晓冬,赵静.住院患者医源性皮肤损伤的常见类型与原因分析[J].护理实践与研究,2017,14(8):24-26.

[90] 张小凤,柯燕.失禁性皮炎护理研究进展[J].中国妇幼健康研究,2017,27(3):545-546.

[91] 张莹,寇京莉,徐恩瑶,等.喷洗法对老年卧床病人大便失禁相关性皮炎预防的效果评价[J].实用老年医学,2021,34(7):734-736.

[92] 张月芹.回肠造口并发皮肤黏膜分离的研究进展[J].循证护理,2019,5(8):692-695.

[93] 赵静,顾则娟,王荣,等.住院患者血清白蛋白和血红蛋白水平对压疮发生的影响[J].中华现代护理杂志,2016,22(27):3853-3856.

[94] 郑丹,潘红宁,王东平.液体敷料、造口粉用于失禁性皮炎的观察及护理[J].中国进修杂志,2014,29(18):687-689.

[95] 郑红娟,张佩英.下肢静脉溃疡压力治疗的证据总结[J].中华护理教育,2020,17(11):1046-1049.

[96] 智喜荷,宫叶琴.肠造口皮肤黏膜分离的护理研究进展[J].齐鲁护理杂志,2017,23(20):78-80.

[97] 中国微循环学会周围血管病专业委员会糖尿病足学组.糖尿病足创面修复治疗专家共识[J].中华糖尿病杂志,2018,10(5):305-310.

[98] 中华护理学会护理团体标准.T/CNAS08—2020《成年女性压力性尿失禁护理干预》[S].2021.

［99］ 中华护理学会伤口、造口、失禁护理专业委员会.器械性相关压力性损伤预防指南（2020版）［J］.中华护理杂志,2020,55(supplement):115－121.

［100］ 中华护理学会团体标准.T/CNAS07—2019《成人肠造口护理》［S］.2019.

［101］ 中华医学会外科学分会血管外科学组.下肢动脉硬化闭塞症诊治指南［J］.中华医学杂志,2015,95(24):1883－1896.

［102］ 中华医学会外科学分会血管外科学组,中国医师协会血管外科医师分会,中国医疗保健国际交流促进会血管外科分会,等.中国慢性静脉疾病诊断与治疗指南［J］.中华医学杂志,2019,99(39):3047－3061.

［103］ 仲立群,李文英,刘静媚.老年女性压力性尿失禁护理干预与效果评价的研究进展［J］.全科护理,2020,18(33):4581－4584.

［104］ 朱化刚,耿小平.减少腹部手术切口裂开的对策［J］.腹部外科,2012,25(6):327－329.

［105］ Amstrong D G，Boulton A J M，Bus S A. Diabetic foot ulcers and their recurrence［J］. N Engl J Med，2017,376:2367－2375.

［106］ Apold J，Rydrych D. Preventing device-relatedpressure ulcers［J］. J Nurs Care Qual，2012,27(1):28－34.

［107］ Artmann C W，Solomon J，Palmer J A，et al. Contextual facilitators of and barriers to nursing home pressure ulcer prevention［J］. Adv Skin Wound Care，2016,29(5):226－238.

［108］ Bergstrom N，Braden B，Boynton P，et al. Using a research-based assessment scale in clinical practice［J］. Nursing Clinics of North America，1995,30(3):539.

［109］ Bryant R A，Nix D P. Acute & chronic wounds：current management concepts［M］. 4th ed. St. Louis：Mosby Elsevier，2012.

［110］ Carvile K. Wound care manual［M］.6th ed. Australia：Silver Chain Foundation，2012.

［111］ Ebskov L B，Schroeder T V，Holstein P E. Epidemiology of leg amputation：the influence of vascular surgery［J］. Br J Surg，1994,81(11):1600－1603.

［112］ Hon J，Lagden K，McLaren A M，et al. A prospective，muhicenter study to validate use of the PUSH in patients with diabetic，venous，and pressure ulcers［J］. Ostomy Wound Manage，2010,56(2):26－36.

［113］ Iigresti C，Bo F. Wound bed preparation of difficult wounds：an evolution of the principles of TIME［J］. Int Wound J，2007,4(1):21－29.

［114］ Kelechi T J，Brunette G，Bonham P A，et al. 2019 Guideline for Management of Wounds in patients with Lower-Extremity Venous Disease（LEVD）：An executive summary［J］. Journal of Wound Ostomy & Continence Nursing，2020,47(2):97－110.

［115］ Lackburn J，Ousey K，Aylor L，et al. The relationship between common risk factors and the pathology of pressure ulcer development：a systematic review［J］. Wound Care，2020,29(3):S4－S12.

[116] Lderden J, Rondinelli J, Pepper G, et al. Risk factors for pressure injuries among critical care patients: a systematic review [J]. Int J Nurs Stud, 2017,71:97 - 114.

[117] Lu C X, Chen H L, Shen W Q, et al. A new nomogram score for predicting surgery — related pressure ulcers in cardiovascular surgical patients [J]. Int Wound J, 2017,14(1):226 - 232.

[118] Mani R, Margolis D J, Shukla V, et al. Optimizing technology use for chronic lower-extremity wound healing: a consensus document [J]. The International Journal of Lower Extremity Wounds, 2016,15(2):102.

[119] Neumann H, A Cornu-Thénard, M Jünger, et al. Evidence-based (S3) guidelines for diagnostics and treatment of venous leg ulcers [J]. Journal of the European Academy of Dermatology and Venereology, 2016,30(11):1843 - 1875.

[120] Norgren L, Hiatt W R, Harris K A, et al. TASC II section F on revascularization in PAD [J]. Eur J Vasc Endovasc Surg, 2007,14(5):743 - 744.

[121] O'Donnell TF Jr, Passman M A, Marston W A, et al. Management of venous leg ulcers: clinical practice guidelines of the Society for Vascular Surgery and the American Venous Forum [J]. J Vasc Surg, 2014,60(2 Suppl):3S - 59S.

[122] Percival S L, Mccarty S M, Lipsky B. Biofilms and wounds: an overview of the evidence [J]. Adv Wound Car (New Rochele), 2015,4(7):373 - 381.

[123] Pittman J, Beeson T, Kitterman J, et al. Medical device-related hospital-acquired pressure ulcers [J]. J Wound Ostomy Continence Nurs, 2015,42(2):151 - 154.

[124] Samala R V, Davis M P. Comprehensive wound malodor management: Win the RACE [J]. Cleve Clin J Med, 2015,82(8):535 - 543.

[125] Sussman C, Bates-Jensen B. Wound care: a colaborative practice manual for health professionals [M]. 4th ed. Philadelphia: Lippincott Williams & Wilkins, 2012.

[126] Thomas D R, Rode heaver G T, Bertolucci A, et al. Pressure ulcer scale for healing: derivation and validation of the PUSH tool. The PUSH Task Force [J]. Adv Wound Care, 1997,10(5):96 - 101.

[127] van Netten J J, Bus S A, Apelqvist J, et al. Definitions and criteria for diabetic foot disease [J]. Diabetes Metab Res Rev, 2020,36 Suppl 1:e3268.

[128] Whitty J A, McInnes E, Bucknall T, et al. The cost effectiveness of a patient centred pressure ulcer prevention care bundle: findings from the INTACT cluster randomised trial [J]. Int J Nurs Stud, 2017,75:35 - 42.